잠깐이라도 푹 자고 싶어요

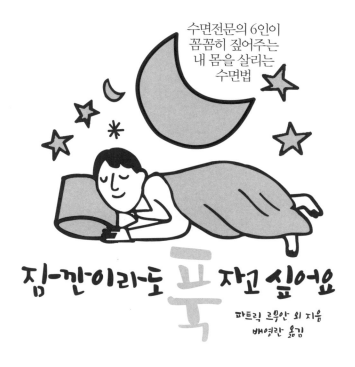

수면전문의 6인이
꼼꼼히 짚어주는
내 몸을 살리는
수면법

잠깐이라도 푹 자고 싶어요

파트릭 르무안 외 지음
배영란 옮김

위즈덤하우스

의사 양반, 제발 나 좀 재워주시오!

불면증을 중병 취급하려는 의도는 없지만, 사실 수면 장애는 대수롭지 않아 보여도 상당히 괴로운 일입니다. 불면증의 역사는 생각보다 긴 편입니다. 기원전 1750년에 이미 메소포타미아인들이 수메르인 의사들에게 수면 장애의 고충을 털어놓았던 것으로 추정되기 때문입니다. '함무라비 법전'에서는 과거에 수면제 1순위였던 양귀비에 관한 기록이 발견되고 있습니다. 참고로 양귀비는 머위 가루에서 썩은 개구리 정액 등 이 법전에 열거된 750가지 약용 물질 가운데 살아남은 유일한 치료법이었습니다.

이후 그리스 시대에도 밤잠을 설치는 사람들의 불평은 여전히 사그라지지 않았습니다. 이에 헤르메스도 뱀이 휘감고 있는 날개

달린 지팡이 카두세우스를 이용해 사람들을 하나하나 잠들게 해 주었다는 전설이 내려오고 있습니다. 결국 예로부터 사람들이 의사에게 가장 많이, 가장 오랫동안 요청했던 사항은 다름 아닌 "의사 양반, 제발 나 좀 재워주시오!"라는 것이었습니다.

그렇다면 도대체 인간은 이 몹쓸 병에 왜 그리도 자주 시달리는 걸까요? 사실 꽤 자주 불면증에 시달리는 사람들의 수는 전체 인구의 약 40퍼센트에 달합니다. 즉 2명 중 1명은 쉽게 잠들지 못하고 있고, 나이가 들수록 이 비율은 더 높아집니다. 성별에 따른 차이도 있어서 남자보다는 여자 쪽이 더 많이 불면증에 시달립니다.

이렇게 많은 사람들이 밤잠을 설치는 이유는 '사회적 시차'로 설명될 수 있습니다. 백만 년 전 불의 사용법을 익힌 인간은 밤낮의 주기에 영향을 받지 않는 유일한 피조물이 되었습니다. 밤도 낮처럼 환히 밝힐 수 있는 굉장한 능력이 주어졌으니, 더 이상 암탉과 함께 잠들었다가 수탉이 우는 소리에 잠을 깨지 않을 수 있게 된 것입니다.

그 때문에 수면-각성 리듬이 자연적인 생체리듬과 어긋나게 된 상황에서 엎친 데 덮친 격으로 토머스 에디슨이 백열등 전구까지 발명해냅니다. 이로써 전 지구가 빛에 물들게 되었으며, 나사에서 촬영한 항공사진만 보더라도 한밤중에 불빛이 반짝이지 않는 곳은 지구 상 그 어디에도 존재하지 않습니다. 몽블랑 정상에 오르거나 바다 한가운데에 떠 있어도, 심지어 첩첩산중에 있더라도 언제나 우리 곁엔 칠흑 같은 밤을 망칠 수 있는 미세한 불빛이 존재합니다.

이쯤에서 드는 궁금증 한 가지는 '도대체 우리가 왜 이와 같은 상황에 적응하지 못했는가?'입니다. 진화의 역사에서 하나의 불필요한 유전자가 없어지기까지는 약 1500년이 필요하다는데, 우리는 왜 그 긴 시간 동안 이 같은 사회적 시차에 적응하지 못한 걸까요? 우리가 인공조명 불빛 속에서의 수면에 익숙해지지 못한 이유가 혹시 불면증 나름의 기능이나 역할에 있는 것은 아닐까요? 제대로 잠을 잘 이루지 못한다는 것이 어쩌면 종의 진화에 있어 일말의 유용성을 갖고 있는 걸까요?

다소 엉뚱한 질문이라 생각할 수도 있겠지만 이 책의 목표 중 하나는 바로 이와 같은 질문에 대한 답을 제시하는 것입니다. 아울러 가장 중요한 문제인 불면증을 극복하는 방법을 알아보고, 여러 수면 장애를 개선함으로써 숙면을 취하는 자기만의 방법을 찾아갈 수 있도록 안내하려고 합니다.

따라서 이 책을 다 읽고 나면 다들 편히 잠들 준비가 되어 있을 것입니다.

파트릭 르무안

☀ **차례** 🌙

🌙1 잠을 잘 자는 법

🌙2 나의 수면 유형 알아보기

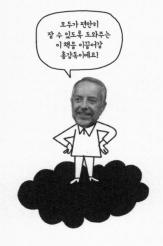

모두가 편안히
잘 수 있도록 도와주는
이 책을 이끌어갈
총감독이에요!

파트릭 르무안 Patrick Lemoine

프랑스 고등교육 최고 학위인 HDR을 취득한 정신과전문의 겸 신경학 박사로, 수면에 대한 연구가 활발한 프랑스에서 가장 신뢰받는 30년 이상 경력의 수면전문의다. 스탠포드대학 연구원, 몬트리올대학 객원연구원 및 초빙교수, 프랑스 비나티에병원 과장을 지냈다. 현재 클리네아 종합의료네트워크에서 국제의료부장으로 일하며, 북경 의과대학 객원교수와 리옹 고등법원 전문자문위원 직을 겸하고 있다. 지은 책으로《약 없이 잘 자기》《선생님, 잠이 잘 안 와요!: 잠에 관한 50가지 문제들》《더 나은 삶을 위한 내 몸의 생체시계 조절법》등이 있다.

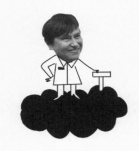

엘렌 바스튀지 Hélène Bastuji

크레테유 대학에서 정신과를 전공하고, 리옹 대학에서 신경학 박사학위를 받았다. 리옹 크루아루스병원의 수면 장애 전문의로 일하며, 리옹 신경과학연구센터 산하의 뉴로페인팀 회원으로 활동 중이다. 성인 수면 장애 진단과 치료 연구에 애착을 갖고 있으며, 수면이 인지 기능에 미치는 영향, 수면 중 감각적 정보 처리, 수면과 고통 사이의 상관관계에 대한 연구를 주로 진행한다.

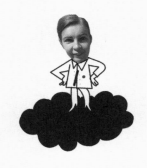

테오도라 디뉘 Teodora Dinu

수면 분야를 전공한 정신과전문의. 리옹 대학에서 신경학 석사학위를 받고 루마니아 이아시 정신과연구소에서 인지행동 과정을 담당하고 있다. EMDR(안구운동 민감소실 및 재처리요법) 교육을 받았으며, 이후 성인에게서 나타나는 수면장애 문제를 담당하고 있다.

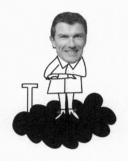

티에리 페브르 Thierry Faivre

최면요법을 수료한 수면 장애 전문 정신과전문의. 메이지외의 리옹 뤼미에르 클리닉에 수면 분과를 개설해 모든 유형의 수면 질환을 아우르는 일반의학 진료 서비스를 제공하고 있다. 특히 불면증 연구에 관심이 많으며, 수면과 우울증 사이의 관계 및 최면요법에 의한 수면 장애 치료 연구에 중점을 두고 있다. 프랑스 수면의학연구학회와 불어권 생체리듬학회 회원이기도 하다.

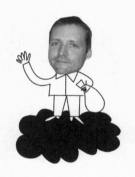

니콜라 쥐네 Nicolas Juenet

수면 장애 전문 정신과전문의. 메이지외의 리옹 뤼미에르 클리닉 산하 수면 분과에서 모든 형태의 수면 질환을 담당하고 있다. 아울러 인지요법 및 행동요법, 충격요법, 경두개 자기자극요법 등을 중심으로 노인 정신의학 분야에서도 활동하며, 직업 운동인을 대상으로 하는 수면 컨설팅도 병행한다.

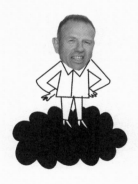

피에르 에르베 뤼피 Pierre Hervé Luppi

수면 연구의 세계적인 권위자로, 프랑스 국립보건의학연구소 리옹지부의 신경학연구소에서 수석 연구원으로 일하며 수면팀을 이끌고 있다. 신경 메커니즘의 해석 및 신경전도체에 대한 연구, 수면-각성 사이클의 조절을 책임지는 뇌 구조에 대한 연구를 진행하고 있으며, 꿈을 꾸는 동안의 수면 상태인 역설수면(렘수면)에 특히 남다른 관심을 갖고 있다.

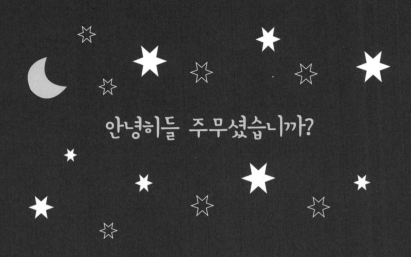

안녕히들 주무셨습니까?

친구들과 모인 자리에서 농담 삼아 무심코 이런 질문을 던진 적이 있습니다.

"그런데 다들 잠은 잘 잤어?"

웃자고 한 이야기였지만 내심 친구들 답변이 궁금했는데, 다들 잠시 쭈뼛대다가 몇 가지 반응을 보이더군요.

• "그게 뭔 소리야?"라고 말하는 유형
이런 경우 보통 무리 없이 잠을 잘 자는 사람들입니다. 잠을 잘 자는 사람들은 결코 잠에 관한 걸 문제 삼지 않습니다. 그냥 눈 감고 자면 그만인 것을, 그게 왜 문제가 되는지 모르기 때문입니다. 이런 사람들의 경우, 스스로는 의식하지 못하겠지만 수면전문가들의 지침을 실생활에서 그대로 실천하며 지냅니다. 제대로 된 수면이 이뤄지고 있으니 낮 동안 졸음이 쏟아질 일도 없고, 피로감도 느끼지 못할 뿐 아니라 집중력, 기억력이 떨어지는 일도 없습니다. 5시간이든 10시간이든 밤새 무탈하게 잘 잤기 때문입니다.

• 당황하는 기색을 보이는 유형
이런 사람들은 탁자 밑에서 남몰래 배우자를 발로 툭툭 치면서 아무 내색 말고 가만히 있으라는 신호를 보냅니다. 잠이라는 건 지극히 개인적인 문제인지라 남 앞에서 쉽게 이야기할 사안이 못 된다고 여기죠.

• "그 얘긴 꺼내지도 마!"라고 말하는 유형

• 배우자가 대신 나서는 유형
"제발 어떻게 좀 해줘 봐. 이 사람이 잠을 워낙 설치니까 나까지 잠을 잘 수가 없어."

첫 번째 유형의 경우, 야간 수면에 전혀 문제가 없는 사람들입니다. 이런 사람들은 더 이상 이 책을 읽지 않아도 됩니다.

반면 다른 세 유형에 속하는 사람이라면, 불면증 심각도 지수^{ISI, Insomnia Severity Index}체계에 따라 자동으로 불면증 환자로 분류됩니다. 그리고 전보다 잠을 더 많이 자는데도 계속해서 피로가 안 풀리고 낮 동안 졸음을 느낀다면 수면 센터에 등록해 치료를 받아보는 것이 좋습니다.

✸ 나의 불면증 심각도 지수는? 🌙

불면증 심각도 지수(ISI): 샤를 모랭 Charles Morin**이 고안한 수면 장애 검사지(1993)**

본 질문지는 불면증의 심각도를 측정하는 검사로, 각 질문에 대해 자신에게 맞는 항목을 체크하면 됩니다. 이후 7개 문항에 대한 답안 수치를 합산한 뒤 채점표로 결과를 확인합니다.

1. 현재(최근 한 달) 자신이 느낀 수면 장애의 심한 정도를 평가해주세요.

1A. 쉽게 잠들지 못한다.

전혀 그렇지 않음	약간	중간 정도	심함	매우 심함
0	1	2	3	4

1B. 자다가 중간에 잘 깨는 편이다.

전혀 그렇지 않음	약간	중간 정도	심함	매우 심함
0	1	2	3	4

1C. 아침에 너무 일찍 잠이 깬다.

전혀 그렇지 않음	약간	중간 정도	심함	매우 심함
0	1	2	3	4

2. 현재 자신의 수면 상태에 얼마나 만족하고 있습니까?

만족	중간 정도	불만족	매우 불만족
1	2	3	4

3. 내가 겪는 수면 문제가 일상생활에 얼마나 영향을 준다고 생각하십니까? (피로감, 집중력 저하, 기억력 감퇴, 기분 장애 등)

전혀 영향 없음	약간	중간 정도	심함	매우 심함
0	1	2	3	4

4. 생활의 질이 저하되는 측면과 관련하여 자신의 수면 장애 문제가 남들 눈에 얼마나 뚜렷이 나타난다고 생각하십니까?

전혀 드러나지 않음	약간	중간 정도	심함	매우 심함
0	1	2	3	4

5. 자신의 수면 장애 문제에 대해 얼마나 걱정하고 있습니까?

전혀 걱정하지 않음	약간	중간 정도	심함	매우 심함
0	1	2	3	4

〈결과 해석〉
7개 문항(1A+1B+1C+2+3+4+5)에 체크한 점수를 더하면 총 1점에서 28점에 해당하는 점수가 나옵니다.

1-7	불면증 없음
8-14	임상적으로 진단하기 어려운 수준의 경미한 불면증
15-21	임상적 수준의 중등도 불면증
22-28	임상적 수준의 고도 불면증

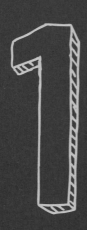

1

잠을 잘 자는 법

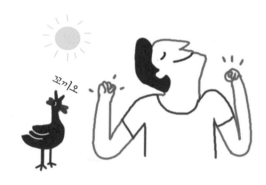

꼬끼오

인간은 포식자이면서 동시에 먹잇감이 될 수도 있습니다. 허름한 움막에서 생활하던 선사시대 사람들은 날카로운 이빨을 드러내는 호랑이나 매머드에 늘 둘러싸여 지냈기 때문에 한시도 마음을 놓을 수 없었습니다. 밤이 되면 문제는 더욱 커졌습니다. 잠을 자고 있을 때 맹수에게 잡아먹힐 위험이 가장 높았기 때문입니다. 이렇듯 안심이 되지 않는 환경에서는 단언컨대 그 누구도 잠을 잘 수가 없습니다.

침실이 가장 안전한 곳에 위치해야 하는 이유도 바로 여기에 있습니다. 어떤 아내분들은 자신의 잠자리와 방문 사이에 남편이 누워주길 바라기도 하는데, 이는 침입자가 있을 경우 남편을 자신의 방패막이로 삼고자 하는 심리가 반영된 것이기도 합니다. 반면 자신의 잠자리와 방문 사이에 아무런 장애물도 놓이지 않는 것을 더 선호하는 여자분들도 있습니다. 만일의 경우 그만큼 더 빨리 도망칠 수 있기 때문입니다. 어떤 문화적 환경에 처해 있느냐에 따라 저마다의 생각은 다르기 마련입니다.

'잠'이라는 이름의 비행기가 날아오르려면 먼저 혈당 수치나 호르몬 등 내외부적인 안전 점검이 필요합니다. 불안증이 심한 사람들을 비롯하여 대부분 집 떠난 첫날밤에 잠을 잘 못 이루는 이유도 바로 이러한 안전 요인들이 아직 제대로 갖춰지지 못했기 때문입니다. 이에 호텔이나 병원에서, 혹은 이사한 뒤 새집에서 잠을 못 이루는 현상에 대해 학자들은 첫날밤 효과first night effect라는 그럴듯한 이름을 붙여주었습니다.

숙면을 위한
최적의 환경을 만들자

자기장의 방향을 고려하면 다들 북쪽으로 머리를 두는 게 좋다고 말합니다. 최소한 동쪽으로는 머리를 두지 말아야 한다는 것인데, 머리를 두고 자는 방향이 왜 중요한 것인지는 아무도 모릅니다. 한국에서는 이와 반대로 잘 때 북쪽으로 머리를 두지 말라는 속설도 있으니까요. 그러니 결론은 하나, 모든 방향을 시도해보고 나에게 가장 좋은 방향을 고르면 됩니다.

벽지 색깔: 풍수지리설을 믿는 중국인들은 벽 색깔에도 신경을 많이 씁니다. 침실에 적합한 벽의 색깔은 미색이나 아이보리색, 연분홍색, 연녹색, 연주홍색 등으로, 각자의 취향에 따르되 자극적이지 않은 톤이 좋습니다. 특히 파란색은 피해야 하는데, 물은 침실의 구성 요소인 흙과 대비되기 때문입니다. 같은 이유로 잠을 자는 방에는 분수대나 어항을 두지 않습니다. 만약 방에 동적인 느낌을 주고 싶다면 화분을 한두 개 가져다 놓되, 너무 침대 가까이 두지는 않습니다. 식물도 호흡을 하는 만큼 방안의 산소를 빨아들이기 때문입니다.

침구류: 침대는 사용 기간이 10년 미만으로 상태가 좋은 것이어야 하고, 체형에 잘 맞아야 합니다. 매장에 가면 최소 10분간 여러 침대에서 직접 누워보면서 침대를 골라야 하는데, 직업의식이 제대로 된 주인이라면 이러한 고객의 행동을 좋게 볼 것입니다. 딱딱한 침대가 유행이라고 해서 굳이 이를 따를 필요도 없습니다. 좋은 침대의 유일한 요건은 단 하나, 내가 누웠을 때 편안해야 한다는 점입니다.

냄새: 침실에서는 가급적 아무런 냄새도 나지 않아야 합니다. 디퓨저나 아로마 오일도 간혹 안 좋은 물질이 발산될 수 있기 때문에 권장하지 않습니다.

전자파: 우리는 전자파의 세계에서 살아갑니다. 관련 연구 결과가 서로 상반될 때도 많아서 전자파 차단에 지나치게 예민할 필요는 없겠지만, 그렇다고 해도 전자파는 뇌종양을 유발할 위험이 있으므로 전자기기를 머리 근처에 둘 때는 주의하는 게 좋습니다.

위생: 굳이 풍수지리설을 논하지 않더라도 침실은 먼지나 곰팡이 없이 깨끗해야 합니다. 그래야 알레르기가 생기지 않습니다.

실내보안: 문은 굳게 잠겨 있어야 합니다. 현관문이나 1층 창문이 잘 닫히지 않는 외딴집에서 혼자 잠을 잔다면 과연 잠이 잘 올까요?

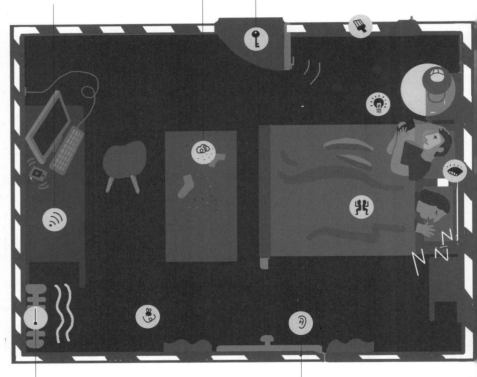

실내온도: 자신이 좋다고 생각하는 온도면 되는데, 대개는 18℃ 전후가 이에 해당합니다.

방음: 외부의 소리가 방 안으로 들어오지 않아야 합니다.

조도: 잠을 잘 때 가장 중요한 건 바로 아늑함입니다. 약간의 불빛에도 멜라토닌 분비가 억제되기 때문에 어둠에 대한 공포증만 없다면 잠을 잘 때 침실 안 조명은 모두 꺼두는 게 좋습니다.

잠은 혼자? 아니면 둘이서 자야 할까?: 과학적으로 어느 쪽이 더 좋다고 단정하기는 힘듭니다. 다만 사랑하는 사람, 즉 곁에 있을 때 마음이 놓이고 나를 부드럽게 감싸 안아주는 사람과 함께 자면 애착 호르몬이자 사랑과 행복의 호르몬인 옥시토신이 분비됩니다. 따라서 수면에도 이로운 영향을 미치긴 합니다.

하지만 상대가 코를 골거나 이를 갈고, 뒤척임이 심하거나 밤늦게 자는 경우라면 혼자 자는 편이 더 낫습니다. 뿐만 아니라 더 이상 사랑하지도 않고 그 존재가 내게 위협이 되는 배우자라면 당연히 혼자 자는 게 더 낫겠지요. 요컨대 상대가 내게 거슬리는 존재만 아니라면 둘이 자도 좋습니다.

소음이 수면에 끼치는 영향

우리는 바닷가에서도 잘 수 있고, 폭포 옆에서도 도로변에서도 아무 문제없이 잘 수 있습니다. 하지만 공항 근처나 방음이 잘 안 되는 건물 안이라면 문제는 좀 다릅니다. 프랑스 국립과학연구원(CNRS)의 알랭 뮈제$^{Alain\ Muzet}$ 박사가 완벽하게 소음이 차단된 건물 안에서 건강한 피험자들과 함께 수면 연구를 진행한 결과, 잠을 자는 사람이 밤새도록 간헐적인 소음에 노출되면 심혈관계 문제가 유발될 수 있다는 점이 밝혀졌습니다.

신체 건강한 젊은 사람이 수면 중 간헐적인 소음에 노출되어 며칠을 보내고 나면, 거기에 적응해 잠을 잘 때 더 이상 깨지도 않고 수면 기록상에 아무런 반응도 나타나지 않습니다. 하지만 이와 같은 환경에 우리의 심장까지 적응을 한 건 아닙니다. 이런 상태에서 몇 주가 지나자 피험자는 같은 소음을 들을 때마다 반사적으로 심박수가 빨라졌다가 느려지는 반응을 보였고, 이와 동시에 혈압도 일시적으로 높아졌다가 낮아지는 우발 증상이 나타났습니다. 게다가 방음이 잘 되는 건물 안 사람들의 평균 혈압은 시끄러운 건물 사람들의 혈압에 비해 통계적으로도 더 낮습니다.

물론 단순히 귀마개를 씌워서 고혈압 환자들을 치료하자는 말은 아닙니다. 다만 공항이나 클럽 주변 등 시끄러운 장소에서 잠을 자는 사람들의 경우, 고혈압 치료 효과가 떨어질 수 있습니다. 반대로 귀마개 착용이나 이중창 설치 등으로 주변 소음을 차단하면 치료 효과는 높아질 수 있습니다.

낮 시간 동안 노출된 소음

이 야간 수면과 혈압 수치에 영향을 미친다는 사실도 입증되었습니다. 코골이나 이갈이를 하는 사람 곁에서 잠을 자는 사람들도 크게 다르지 않습니다.

깊은 잠을 자면 물론 쉽게 잠에서 깨지 않습니다. 이 말은 곧 같은 소음이라도 수면 국면에 따라 그 영향이 달라진다는 뜻인데, 가령 잠든 후 3시간 동안은 깊은 서파수면이 이뤄지는 단계이기 때문에 쉽사리 잠이 깨지 않습니다. 이런 상태에서 갑자기 잠이 깨면 그만큼 정신없고 혼란스러울 수밖에 없습니다.

대부분 깊은 잠을 자면서 시간을 보내는 아기들이 아무리 시끄러운 가운데에서도 꼼짝 않고 잘 자는 이유도 바로 여기에 있습니다.

수면을 위한 올바른 자세

예전에는 몸을 쭉 펴고 자는 것은 생각도 못했다고 합니다. 이는 중세의 관을 장식하던 횡와상의 자세, 즉 죽은 사람의 자세였기 때문입니다. 그러니 길게 누워 자는 것은 죽음을 부를 수도 있는 행위였던 셈입니다. 그래서 사람들은 베개를 쌓아올려 이에 기대어 앉은 채로 잠을 잤기 때문에 침대 길이가 매우 짧았다고 합니다. 물론 옛날 사람들이 요즘 사람들보다 체구가 더 작은 탓도 있겠지요.

프랑스의 브르타뉴 지방 같은 일부 문화권에서는 방 한 칸에서 지내던 생활방식으로 인해 사방이 막힌 벽장 같은 형태의 침대(리클로Lit-clos)에서 잠을 잤는데, 이렇게 폐쇄된 구조의 침대는 내부 온기가 밖으로 빠져나가지 못했습니다. 지금은 굳이 이런 공간에서 잠을 잘 사람이 아무도 없겠지요.

중세에는 부부끼리는 물론 하나의 잠자리에서 무려 8명까지 함께 자는 경우가 많았습니다. 지푸라기로 자리를 만든 뒤 그 위를 깃털로 덮어 요를 만드는 형태였습니다. 여인숙에서는 보통 자기가 자는 침대 안에 객식구를 같이 재우는 게 관행이었는데, 당시엔 대부분 알몸으로 잠을 잤다고 하니 이후의 모습은 상상에 맡기도록 하겠습니다. 이런 경우, 두 팔은 곧게 펴고 몸을 쭉 뻗은 채로 자는 게 예의였다고 합니다.

중국에서는 오른쪽으로 누워 자는 경향이 강한데, 부처의 와상 역시 모두 뺨과 귀 아래에 손을 대고 오른쪽으로 누운 모습으로 표현됩니다.

오늘날 해줄 수 있는 조언은 "각자에게 가장 편한 자세로 자라"는 것뿐입니다. 예외가 있다면 바로 누워 잘 때에만 코골이와 수면무호흡증이 와서 모로 눕는 장치를 사용하는 경우 정도입니다.

잠에서
잘 깨어나는 법

진화론자든 아니면 창조론자든 인간이 태양의 주기에 따라 잠을 자도록 만들어진 존재라는 점에는 이견이 없습니다. 즉, 해가 뜨면 그와 동시에 우리도 잠에서 깨어나는 것입니다. 이후 불과 전기의 발명으로 이러한 태양의 일주기에서 벗어날 수 있었지만, 인간이 더 이상 자연의 24시간 주기를 따르지 않게 되었다 하더라도 아침에 잠에서 깨어나면 누구든 기분 좋게 눈을 뜰 수 있어야 합니다. 그렇지 않으면 아침부터 기분이 저조하여 자신은 물론 주변 사람들까지 하루를 망칠 수 있습니다.

사실 이러한 문제가 발생하는 것은 자명종이 필요한 저녁형 인간뿐입니다. 기본적으로 아침형 인간은 자연스레 일찍 눈을 떠서 일어난 순간부터 몸이 가뿐하기 때문에 자명종이란 소란스러운 물건을 왜 쓰는지 모릅니다. 아침형 인간도 저녁형 인간도 아닌 사람이 자명종을 쓰는 경우는 평소 때와 다른 시각에 일어나야 할 때뿐입니다.

그런데 사실 이보다 더 좋은 방법이 있습니다. 바로 인위적으로 새벽 환경을 만들어내는 것입니다. 일부 연구자들이 간단한 원칙에서 출발해 고안해낸 이 방법에 따르면 일어나기 30분에서 60분 전부터 서서히 조명을 켜되, 잠을 자는 사람이 깨지는 않도록 합니다. 그렇게 하면 닫힌 눈꺼풀 사이로 들어간 불빛이 우리 뇌에 곧 일어날 시간임을 알려줍니다.

이로써 노르아드레날린, 코르티솔, 갑상샘호르몬 등 우리를 잠에서 깨우고 기운을 차리게 하면서 기분을 좋아지게 만드는 물질들이 분비되기 시작합니다. 이어 점점 더 강한 빛이 눈꺼풀 사이로 들어가고 새들의 노랫소리가 들리면 더 이상 깨지 않고는 못 배기는 상황이 되면서 이 미세한 물질들의 작용과 더불어 잠에서 깨어나는 순간이 무척 편해질 수 있습니다.

오늘날 수면 분야는 하나의 완전한 시장이 되었습니다. 우리가 어떻게 잠이 드는지 알아보고 또 좀 더 쉽게 잠들도록 도와주는 여러 가지 수면 유도 기기들이 생긴 것입니다. 수면유도등, 수면안경, 수면밴드 등이 그것인데, 필요와 취향, 예산 등에 따라 선택해 사용해볼 수도 있습니다.

★ 알아두면 좋아요! 🌙

전자기기의 빛은 정말 수면을 방해할까?

어두컴컴한 곳에 있을 때 우리의 뇌는, 아니 정확히 말해 솔방울샘(송과선)이라 불리는 우리 몸의 시계는 멜라토닌이라는 신경호르몬을 분비하기 시작합니다. 이 호르몬은 우리의 몸에 곧 잠들 거라는 정보를 보냅니다. 반대로 아침이 되어 빛이 들어오면 멜라토닌의 분비가 억제되어 잠에서 깨어납니다.

하지만 아무 빛이나 멜라토닌의 분비를 억제하는 것은 아닙니다. 빛 중에서도 백색광, 특히 청색광이 멜라토닌의 분비를 억제합니다. 그런데 문제는 컴퓨터나 태블릿, 백라이트를 사용한 전자책 리더기, 휴대폰 등의 전자기기에서 나오는 강도 높은 청색광을 우리가 매우 가까운 거리에서 바라본다는 점입니다.

TV만 하더라도 이들 전자기기보다 청색광의 강도가 덜할뿐더러 대개는 3미터 이상 떨어져서 보기 때문에 상황이 낫습니다. 따라서 쉽지는 않겠지만 저녁 식사 후에는 가급적 전자기기를 멀리하는 편이 좋습니다.

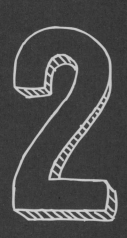

나의 수면 유형 알아보기

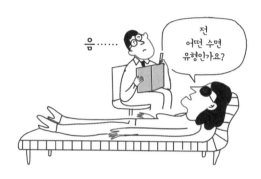

음……

전 어떤 수면 유형인가요?

수면은 생체리듬, 즉 수면-각성 리듬에 따라 이뤄지며, 개인별로 다르게 나타납니다. 평균 수면 시간은 통상 8시간 정도이며, 수면에 대한 욕구는 사람마다 다릅니다. 다음의 수면 유형을 살펴본 뒤, 나에게 부합하는 유형을 찾아봅시다.

수면 시간이 짧은 경우

이런 유형의 사람들은 24시간 중 6시간 30분 미만으로 자도 잠이 부족하다고 느끼지 않습니다. 수면 시간이 짧음에도 낮 동안 심신의 피로를 느끼지 않는다는 점이 불면증 환자와 다릅니다. 또한 적정 수면 시간보다 적게 자서 수면 부채가 쌓인 사람들과 달리

졸린 기색을 보이지 않습니다.

수면 시간이 긴 경우

하루 24시간 중 9시간 30분 이상 잠이 필요하다고 느끼는 경우
로, 이보다 잠을 적게 잤을 경우 졸음이나 피로감을 느낍니다. 오
늘날의 사회에서는 움직이며 활동하는 시간을 장려하므로 수면
부채가 발생하기 쉽습니다. 따라서 잠이 많은 사람들은 그만큼 충
분한 수면 시간을 확보해야 합니다. 이들은 끊임없이 졸음을 느끼
는 수면과다증 환자와 달리 자신이 원하는 만큼 충분히 잤을 때
컨디션의 호조세를 보입니다.

수면 시간이 중간 정도인 경우

수면 시간이 길지도 짧지도 않은, 적정 시간만 자는 유형으로 전체
인구층에서 제일 많은 비중을 차지합니다. 수면 시간이 짧은 유형
과 긴 유형은 전체 인구의 10퍼센트 정도밖에 되지 않습니다.

　수면 시간이 긴 사람과 짧은 사람 사이의 차이는 얕은 서파수
면(N2)의 지속 시간 차이로 나타납니다. 반면 깊은 서파수면(N3)
과 역설수면의 양은 수면 요구 시간의 길고 짧음에 관계없이 모
두 동일하게 나타납니다. 이 새로운 용어들에 대해서는 3장 '수면
의 주기'에 자세히 설명해두었습니다.

나는 아침형 인간일까,
저녁형 인간일까?

자신의 수면 요구 시간을 알아보는 또 다른 방법은 언제 잠들고 언제 일어나는지 확인해보는 것입니다.

아침형 인간

일찍 자고 일찍 일어나는 아침형 인간은 종달새형이라고도 불리며, 아침 컨디션이 상당히 좋다는 특징이 있습니다. 반면 오후부터 저녁 시간에 이르면서 점차 집중력이 흐려지고 기운이 빠지며 지적 수행 능력이 떨어지는 양상을 보입니다.

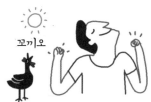

저녁형 인간

올빼미형이라고도 불리는 저녁형 인간은 늦게 자고 늦게 일어나는 사람을 말합니다. 잠에서 깬 다음의 컨디션이 좋지는 않지만 낮 시간 동안 컨디션이 점점 좋아져서 저녁 시간에 최대치에 이르는 것이 특징입니다.

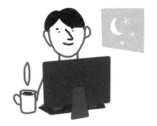

중간형 인간

아침형 인간도 저녁형 인간도 아닌 중간 정도인
사람들은 전체 인구에서 가장 많은 수를 차지
합니다. 이렇듯 생체리듬의 유형에서 차이
가 나는 이유는 유전적 요인으로 설명되는
데, 특히 생체 시계의 조절과 관련된 요소가
이를 결정하는 것으로 알려져 있습니다.

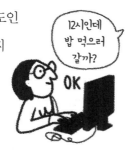

아침형 인간이 유행이라고 해서 유행만 좇다가는 큰일 날 수
있습니다. 물론 아침형 인간임에도 자신의 자연스러운 생체리듬
을 거스르며 저녁형 인간처럼 생활한다면 문제가 생길 수 있습니
다. 이 경우 아침 기상 시간만 회복하더라도 업무 역량이 올라가
고 기분도 최고조에 이를 수 있으며, 아침 일찍 일어나도 필요할
때마다 쪽잠을 자면 야간 수면 시간을 줄일 수 있습니다.

반면 저녁형 인간이라면 더더욱 자신의 자연스러운 생체리듬
에 거스르지 않는 편이 좋습니다. 공황장애나 기타 범불안장애
등과 같은 질환을 불러올 수 있기 때문입니다. 사실 자신에게 맞
는 수면 리듬을 알아보는 방법은 간단합니다. 방학이나 휴가 때
를 이용해 시간 제한을 두지 않고 자면서 언제 일어나는 게 자신
에게 가장 좋은지 알아보면 되니까요.

나이에 따라
수면 패턴도 변한다

신생아 시기 짧게 쪼개어 자던 다상성 수면의 패턴은 조금씩 변화되어 생후 12개월 무렵에 이르면 주로 밤 시간에 수면이 집중됩니다. 하루 한두 차례씩 지속되던 낮잠 횟수와 시간도 차츰 줄어 초등학교 입학 시기가 되면 대개 더 이상 낮잠을 자지 않습니다.

청소년기에는 수면-각성 리듬이 정상적인 패턴에서 벗어나기도 합니다. 일찍 잠을 이루지 못하는 데다 늦게 일어나려는 습성을 보이는 것입니다. 교우 관계나 전자기기의 영향, 부모에 대한 반항심 등의 이유도 있겠지만, 이와 무관한 동물의 세계에서도 같은 현상을 찾아볼 수 있습니다. 이렇게 어긋났던 수면 시간대는 대개 성인이 된 후 좀 더 정상적인 시간대로 굳어집니다.

일반적인 생각과는 달리 성인이 된 후에는 하루 24시간 중 수면 시간이 차지하는 비중이 평생 동안 꽤 안정적인 편입니다. 나이가 들면 청소년기와는 정반대의 현상이 나타나는데, 가급적 일찍 자고 일찍 일어나려는 습성을 보입니다. 따라서 퇴직한 노년층 인구 가운데 4분의 3 가량은 밤 11시 전에 잠들어서 자연스레 아침 7시 전에 일어나는 양상을 보입니다. 게다가 수면의 깊이가 얕아지고 수면 패턴도 불안정해져 잠에서 쉽게 깰 수 있습니다. 따라서 오후 2-3시쯤 낮잠으로 수면을 보충하는 경우가 많습니다.

수면-각성 리듬의 이해

시간생물학은 문자 그대로 시간에 관한 생물학을 일컫는 말로, 모든 생물과 관계되는 생체리듬에 대해 연구합니다. 낮과 밤의 변화를 비롯해 시간의 흐름에 따라 예측되는 변화, 여성의 경우 생리 주기에 따른 변화, 동물들의 이주와 번식 같은 계절별 주기에 따른 변화 등에 따라 생물체 안에서 어떠한 반응이 나타나는지 연구하는 것입니다.

수면-각성 리듬은 낮과 밤의 변화를 예측해 우리 몸이 깨어날 때를 대비해 몸을 쉬고 재생하도록 만들어주는 적응 체계입니다. 우리 몸은 빛 정보를 통해 24시간을 파악합니다. 빛이 망막 세포를 자극해 지금이 아침인지 점심인지 저녁인지를 알려주는 것입니다. 이러한 정보는 시계와 같은 기능을 해서 생체 시계라고도 불리는 대뇌 중추에 도달합니다. 시간과 관련되는 모든 생체리듬의 관리가 바로 여기에서 이뤄집니다.

우리 몸의 이 생체 시계는 솔방울샘이라 불리는 대뇌 내분비선과 관련이 있습니다. 멜라토닌호르몬 분비에 관여하는 기관도 바로 솔방울샘인데, 밤이 되면 혈액 속으로 멜라토닌이 분비되고 아침이 되면 멜라토닌의 분비가 중단됩니다.

물론 밤이라고 해도 전자기기를 볼 때처럼 빛에 노출되면 멜라토닌의 분비가 중단됩니다. 흔히들 생각하는 것과는 달리 멜라토닌은 수면 호르몬이 아니라 그저 밤에만 분비되는 '심야' 호르몬일 뿐입니다. 일례로 올빼미 같은 야행성 동물들의 경우, 밤 시간에 활동을 하는 동안에도 멜라토닌이 분비됩니다.

그런데 비행기를 타고 이동하며 최소 5시간 이상 빠르게 시간대가 변하는 경우, 이러한 생체 시계의 시간 예측 체계가 제대로 작동하지 않습니다. 이에 우리 몸은 시간대가 어긋나 있는 환경에 생체 시계를 맞추려고 노력하는데, 이 과정에서 대개 피로와 졸음이 쏟아지고 무기력한 상태에 빠지거나 소화 장애가 나타납니다. 이러한 상태는 며칠에서 몇 주까지 지속될 수 있습니다.

⭐ 알아두면 좋아요! 🌙

왜 아무리 많이 자도 피곤한 걸까?

잠을 많이 자는 것 자체가 문제는 아닙니다. 문제는 수면다원검사를 해봐야 할 만큼 너무 많이 자는 경우입니다. 수면과다증은 사실 더 심각한 질환을 알려주는 신호일 수 있습니다. 수면무호흡증이나 신경계의 문제가 있을 경우에도 수면과다증이 나타나기 때문입니다.

원래 잠이 많아 길게 자면서도 낮 동안 컨디션이 좋은 경우라면 문제될 게 없습니다. 하지만 갑작스레 최근 들어 잠이 너무 많아졌고, 그 후로 계속 낮 동안 피로와 졸음을 느낀다면 수면전문의를 찾아가 수면다원검사를 받아봐야 합니다. 이와 관련해서는 10장의 내용을 참고하기 바랍니다.

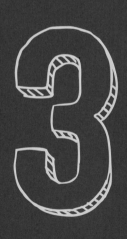

3

잠이란 무엇인가?

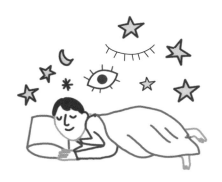

'잠이란 무엇인가?'라는 질문은 사실 굉장히 막연하지만 모두들 아주 간단히 답해주길 바랍니다. 잠의 정의는 굉장히 다양할 수 있고, 한마디로 딱 잘라 정리할 수 있는 문제는 아닙니다. 성 아우구스티누스가 자문했던 시간에 대한 문제와 마찬가지로 수면도 딱 잘라 정의하긴 어렵습니다. 그는 이렇게 말했죠.

"시간이란 무엇인가? 사람들이 내게 이를 묻지 않은 상태에서는 그게 뭔지 알겠는데, 누군가 내게 이를 물어오는 순간 나는 이를 설명해보려 시도해보지만 더는 그게 뭔지 모르겠는 상황이 되고 만다."

우리가 매일 밤 잠드는 만큼 잠은 우리에게 무척 친숙하지만,

수십 년, 아니 좀 더 정확히는 태곳적부터 잠이란 우리에게 알 수 없는 미지의 영역이었습니다. 꿈의 의미나 성격에 대해서는 말할 것도 없습니다. 꿈을 꿀 때 우리가 깨어 있는 것인지 아닌지조차 알지 못하기 때문입니다.

수면의 본질에 대한 답은 그리 어렵지 않습니다. 수면은 우리의 일차적인 욕구로서, 일정 시간 동안 일시적이고 자발적으로 의식을 잃는 필연적인 '의식 상실'의 형태로 나타납니다. 수면-각성 리듬에 따라 우리는 주기적으로 잠에 빠져들죠. 그 시간은 그날그날 달라질 수 있기 때문에, 이것만으로도 이미 잠이란 게 꽤 복잡한 문제임을 알 수 있습니다. 그럼 잠의 본질이 무엇인지 지금부터 하나하나 살펴봅시다.

잠의
4가지 본질

잠은 인간의 일차적인 욕구다

우리는 수면 욕구에서 오랜 시간 벗어날 수 없습니다. 잠을 자지 못하면 허기나 갈증과 마찬가지로 고통을 느낍니다.

나는 빼줘..
기운이 하나도 없어..

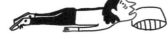

잠은 필연적인 '의식 상실'이다

일차적인 욕구의 개념과 비슷합니다. 잠을 자
는 게 시간 낭비라고 생각하는 사람들에게는
안됐지만, 우리가 원하든 원치 않든 아무리 깨
어 있으려고 애를 써도 더 이상 잠을 자지 않고
는 못 배기는 순간이 오게 마련입니다.

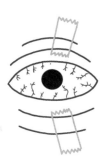

잠은 한정된 시간 동안 일시적으로 나타나는 행동이다

수면 시간을 늘리는 건 이를 줄이는 것보다 더 어렵습니다. 수면
에 대한 욕구가 일단 충족되고 난 후에는 원하지 않아도 잠이 깨
기 때문입니다. 하루에 필요한 수면 시간이 8시간 정도라면, 14시
간을 누워 있더라도 이 시간을 계속 잠으로 채우긴 힘듭니다. 현

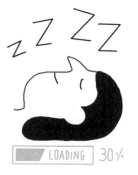

대인이 흔히 그렇듯 밀린 잠을 보충
하거나, 아파서 누워 있거나, 진통제
를 쓴 경우가 아니라면 말입니다. 잠
을 한 번에 길게 잘 수도, 혹은 나누어
잘 수도 있겠지만 전체 수면 시간은
통상 8시간 정도입니다.

잠은 주기적인 활동이다

밤에 길게 자는 것이 만국 공통은 아닙니다. 과거 파푸아뉴기니

의 일부 부족은 현대 사회에 접어들기 전만 하더라도 '다상성 수면'을 했다고 합니다. 즉, 잠을 야간에만 몰아서 자지 않고 24시간 중 조금씩 나누어 잔 것입니다. 하지만 대부분의 경우는 밤에 잠을 몰아서 자는 편이고, 그게 이롭기도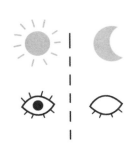

합니다. 자연의 여신은 우리에게 고양이 눈이나 쥐의 수염 같은 것을 주지 않았으니까요. 따라서 잠은 인체의 수면-각성 주기에 따라 이뤄지며, 정상적인 상황이라면 수면 시간과 각성 시간이 조화를 이루면서 교대로 나타납니다.

한동안 수면이 '수동적 상태'라는 생각이 많았습니다. 각성 상태가 중단되어야만 비로소 수면 상태가 진행됐기 때문입니다. 그러나 '현대수면의학'이라는 명칭이 생긴 1950년대 이후의 연구에서는 이러한 생각과는 반대로 수면이 '능동적인 상태'임을 입증하고 있습니다. 각성 상태가 중단되어야 수면이 시작되는 것은 맞지만, 뇌의 일부 영역이 활성화된 이후에만 수면 상태가 나타나기 때문입니다. 해당 영역은 각성 상태인 동안에는 활성화되지 않습니다. 이로써 우리가 잠을 자는 이유까지 제대로 알기는 힘들지만 수면이 무엇인지 정도는 알아볼 수 있습니다.

수면의 주기

오늘날 수면을 정의하기 위한 제일 좋은 방법은 수면다원검사를 이용하는 것입니다. 수면다원검사는 피부에 붙인 전극을 이용해 뇌파(EEG), 안전도(EOG), 근전도(EMG)를 지속적으로 기록하는 검사로, 이를 통해 뉴런(뇌세포), 안구, 근육이 만들어내는 매우 미세한 전류가 감지됩니다. 컴퓨터는 이러한 전류의 흐름을 확대해 기록하고, 검사자는 이렇게 수집된 데이터를 분석해 수면 단계를 규명하고 '수면의 궤적' 혹은 '수면 곡선'을 작성합니다.

각성 상태에서 뇌파는 빠르고 낮은 진폭을 보입니다. 이후 눈을 감으면 초당 7-12회 사이의 규칙적인 뇌파 리듬이 발생되는데, 이를 알파파라고 합니다. 이 기간에는 근육의 긴장도가 유지되고 안구의 움직임도 많습니다. 또한 잔기척도 많고, 뇌파 상에 근육의 활동도 높게 나타납니다.

이후 수면 단계에 들어가면 이때가 N1단계로, 흔히 졸음을 느끼는 단계가 이에 해당합니다. 이때의 뇌파 활동은 차츰 둔화되고, 세타파(4-7Hz) 리듬이 나타납니다. 안구는 천천히 규칙적으로 움직이고, 대개는 오른쪽에서 왼쪽으로, 혹은 왼쪽에서 오른쪽으로 움직입니다. 또한 근육의 활동도 서서히 감소합니다.

순조롭게 수면이 진행된다면 좀 더 깊게 잠이 들어 N2단계로 진입하는데, 이때는 전형적인 수면 뇌파가 나타납니다. 12.5Hz에서 16Hz 사이의 진폭에 해당하는 수면 방추가 나타나는 것인데, 이는 그 형태가 방적 기계의 방추와 비슷해 '수면 방추'라는 이름으로 불립니다. 아울러 이와 함께 K-복합파도 보이는데, K-복합파는 고진폭의 다상성多相性 뇌파로서 훨씬 더 둔화된 뇌의 활동을 보여주는 저진폭의 뇌파와 대비되어 나타납니다. 더 이상 안구의 움직임은 나타나지 않으며, 근육의 긴장은 조금 더 줄어듭니다.

아주 고령이 아닐 경우, 모든 수면 단계가 순조롭게 진행되면 이어 깊은 서파수면 상태인 N3단계로 들어갑니다. 이 단계에서는 크고 느린 파동이 나타나며, 이를 델타파(0.5~4Hz)라고 합니다. 이때에도 안구의 움직임은 나타나지 않으며, 근육의 긴장은 여전히 매우 미약한 상태입니다. 다만 근육의 긴장이 아예 없지는 않습니다.

이어 다시 짧게 N2단계로 돌아갔다가 역설수면 상태에 들어갑니다. 역설수면이란 프랑스 학자 미셸 주베Michel Jouvet가 정의한 개념으로, 깊은 잠에 빠져 있으면서도 각성 상태일 때와 마찬가지로 빠른 뇌 피질 전기 활동을 보이는 수면 상태를 말합니다. 우리는 모든 수면 단계에서 꿈을 꾸지만 역설수면 단계에서 가장 많은 꿈을 꿉니다. 이에 미셸 주베는 역설수면과 꿈을 동일시하기도 했습니다.

이때의 뇌파는 N1단계의 뇌파와 비슷해지고, 나아가 완전히 각성 상태의 뇌파처럼 나타납니다. 안구의 움직임도 사방으로 빨리 움직이며, 근육의 긴장이 없어집니다. 1950년대 미국의 의사 유

[수면의 주기]

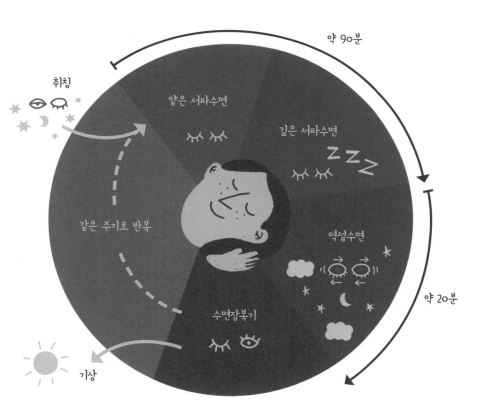

진 아세린스키Eugene Aserinsky와 너새니얼 클라이트먼Nathaniel Kleitman은
이렇게 자는 동안 안구의 움직임이 빠르게 나타나는 단계를 렘
REM, Rapid eye movement sleep 수면 상태라고 정의했습니다. 역설수면 단
계는 잠자는 동안 평균 90분마다 한 번씩 주기적으로 나타나며,
주기를 거듭할수록 지속 시간이 차츰 길어져 마지막에는 30분 이
상 지속되기 쉽습니다.

　따라서 수면의 주기는 얕거나 깊은 서파수면으로 이뤄지며, 역
설수면 상태에서 종료됩니다. 수면의 주기는 개개인에 따라서, 그
리고 같은 사람이라도 그날그날 상태에 따라 달라질 수 있습니다.
하지만 대체적으로 2회에서 5회 가량의 주기가 반복됩니다. 각
주기의 평균 지속 시간은 90분이며 최저 60분 최대 120분 사이
로 지속되는데, 각자의 수면 주기 지속 시간은 수면다원검사를 통
해서만 알 수 있습니다.

　N1단계와 N2단계, N3단계는 서파수면이라 불리는데, 여기에
서 N이 의미하는 것은 영어의 non-REM sleep, 즉 비렘수면을
가리킵니다. 따라서 서파수면은 역설수면이라는 특이한 명칭의
수면 국면과는 다른 수면 상태로 정의할 수 있습니다. 서파수면에
서 앞의 두 단계(N1, N2)는 얕은 서파수면에 해당하고, 다른 한 단
계(N3)는 앞서 언급한 대로 깊은 서파수면이 됩니다.

수면다원검사는 얼마나 정확할까?

간혹 수면다원검사의 해석 오류에 대해 우려를 표하는 사람들이 있습니다. 이런 사람들은 대개 잠자리에 들어 움직이지 않고 잠이 오길 기다리는 시간도 혹시 수면 상태로 잘못 해석되진 않을까 우려하는 불면증 환자들입니다. 하지만 경험이 많은 수면 검사자나 의사라면 최소한 뇌파, 안전도, 근전도 검사 때문에라도 그런 오류를 범할 위험은 없습니다. 초보 검사자라면 종종 각성 상태와 역설수면 상태를 혼동할 수 있지만, 조금만 실습해보면 이들 두 상태를 쉽게 구분할 수 있습니다.

그보다 더 문제가 되는 것은 검사 기록을 기계적으로 분석하는 행태입니다. 수면 검사자들은 대개 검사지 상의 기호들을 중심으로 정보를 해석해왔습니다. 하지만 지금까지 사람의 눈과 뇌를 대체할 수 있는 것은 없습니다. 수면 상태를 읽어내기에는 우리의 눈과 뇌가 알고리즘 해석보다 더 적합합니다.

지금은 하룻밤 수면 상태에 대한 판독에 15분에서 45분 정도가 걸리고, 여기에 호흡 신호에 대한 판독 시간까지 추가됩니다. 수면 중 호흡 정지 상태같이 비정상적인 호흡이 있는지 여부는 보통 이 호흡 신호 판독을 통해 알아냅니다. 하지만 앞으로는 정보 기술의 발전으로 이러한 분석 시간이 상당히 단축될 것으로 기대합니다.

수면다원검사 이외에 수면 상태를 알아보는 다른 객관적인 방법들도 있지만, 그래도 수면다원검사가 가장 완벽한 수면 검사임에는 틀림없습니다. 특히 '액티그래프'라는 신체활동측정시스템을 이용한 검사가 있는데, 이 검사를 위해서는 움직임을 측정하는 시스템이 장착된 기기를 며칠, 혹은 몇 주 간 손목에 차고 있어야 합니다. 피험자의 활동 기간과 휴식 기간을 '액티그램'이란 그래픽 신호로 기록하는 이 기기를 이용하면 각성 상태와 수면 상태의 주기를 간접적으로 알 수 있습니다.

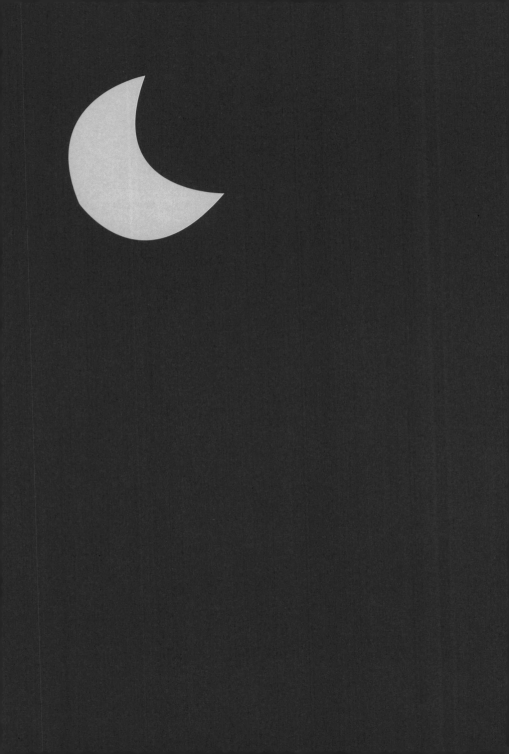

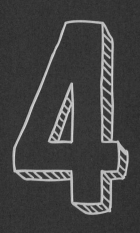

4

우리는 왜 자야만 할까?

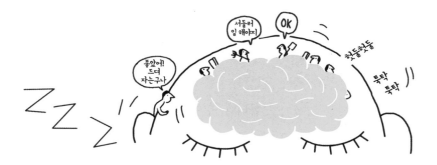

이제 수면에 대해 어느 정도 이해했으니, 이번에는 수면의 기능에 대해 알아봅시다. 우리는 왜 매일 수 시간씩이나 무의식 상태로 보내야 할까요? 그에 대한 답은 명확하면서도 어렵습니다.

잠은 우리에게 휴식을 가져다준다

누구나 한 번쯤은 밤에 거의 잠을 안 자거나, 밤샘을 한 경험이 있을 것입니다. 어려운 시험을 앞두고 마음이 조급해 공부를 하다가 밤잠을 설쳤을 수도 있고, 친구나 가족 모임을 하거나 결혼 피로연을 벌이다가, 혹은 클럽에서 노느라 잠을 제대로 못 잤을 수도 있습니다. 그리고 그런 다음 날의 몸 상태나 지적 컨디션이, 가뿐하게 잘 자고 일어난 다음 날과 같지 않다는 건 다들 잘 알고 있을 것입니다.

그런데 간혹 잠을 잘 못 자더라도 생각보다 그렇게 피곤하지 않을 때도 있고, 어떤 사람은 굉장히 좋은 컨디션을 보이다가 24시간쯤 후에 피로를 느끼기도 합니다. 주의할 점은 우울증을 겪는 사람이 수면 부족일 때에도 이러한 경우가 있다는 겁니다. 외려 잠을 못 잤을 때 사기가 더욱 진작되는 것인데, 이는 정말로 기분이 최고조인 경우와 상황이 다르다는 점을 인지해야 합니다.

따라서 수면은 일단 우리에게 휴식을 가져다줍니다. 정확히는 깊은 서파수면이 우리의 휴식에 도움이 됩니다. 철야를 한 다음 날 밤에는 보상 기제에 따라 이러한 깊은 서파수면의 양이 많아집니다. 이는 수면 반동 현상에 해당합니다. 살아 있는 유기체가 정상 상태를 유지하기 위해 몸의 각 기능을 조절하는 항상성의 법칙에 따라 생기는 것입니다. 하지만 수면 반동 현상으로 깊은 서파수면이 더 늘어난다 하더라도 부족했던 수면 양의 100퍼센트가 다 채워지진 않습니다. 대표적인 경우가 1964년 불면 상태 최고 기록을 보유한 랜디 가드너의 사례입니다.

1964년, 당시 15세였던 랜디 가드너는 장장 11일에 달하는

264시간 25분 동안 잠을 자지 않는 데 성공했습니다. 이 기록은 세계 기네스북 기록으로 공식 인정을 받습니다. 하지만 지나치게 오랫동안 잠을 안 잔 탓에 랜디 가드너에게는 협응 능력 저하, 발화 장애 등 여러 가지 신경 질환 증상이 나타났습니다. 이에 세계 기네스북 편집국에서도 랜디 가드너의 신기록 이후 앞으로 이와 유사한 기록은 인정하지 않겠다고 공지했습니다. 참가자의 건강이 위험해질 수 있기 때문입니다.

랜디 가드너는 세계 최고 불면 기록을 세우고 난 뒤, 14시간밖에 잠을 자지 않았습니다. 11일간이나 잠을 자지 않고 버틴 것에 비하면 굉장히 적은 양입니다. "놓친 잠은 되찾을 수 없다"던 선조들의 말이 틀리지 않았나봅니다.

몸의 기능을 복원시켜주는 수면의 역할은 연구를 통해 확인되었습니다. 단백질은 물론, 신진대사에서 일정 기능을 수행하는 유전자와 물질들이 잠을 자는 동안 더 많이 생산된다는 것입니다.

뇌는 신체 중량에서 2퍼센트밖에 차지하지 않지만, 유기체의 산소와 포도당을 소비하는 비중은 20퍼센트나 됩니다. 서파수면, 특히 깊은 서파수면은 신체적인 복원 기능을 수행하는 수면 형태로 알려져 있습니다. 우리가 깨어 있는 동안 소모된 모든 것들, 어딘가에 쓰이거나 상하거나 한 모든 것들이 잠을 자는 동안 다시 복원되거나 복구되는 것입니다.

일례로 깊은 서파수면이 진행되는 시간에 비례해 뇌가 만들어내는 단백질의 양도 늘어납니다. 뿐만 아니라 뉴런과 직접 연결되는 글리아세포는 자는 동안 낮에 사용된 당분 저장고를 다시 채워 넣습니다. 그러니 잠을 잘 자야 몸의 조화로운 성장이 가능해지는 셈입니다. 이 말은 곧 잠을 잘 자면 더 젊어진다는 뜻이기도 합니다.

잠은 인체를
성장시킨다

성장 호르몬의 대부분은 깊은 서파수면 국면에서 분비됩니다. 그만큼 잠은 신진대사에 도움이 됩니다. 즉, 우리 몸을 만들고 고치는 데에 잠이 큰 역할을 하는 셈이지요. 아이들의 성장도 잠을 자는 동안 이뤄집니다. 게다가 너무 늦게 잠들어서 만성 수면 부족을 겪는 아이는 수면 욕구가 제대로 충족된 아이보다 체구가 더 작다는 사실이 입증되었습니다.

어린 자녀를 둔 부모라면 아이들이 일찍 잠자리에 들지 못하는 이유 중 하나가 바로 놀이나 장난감의 유혹이 너무 크기 때문이라는 사실을 유념해야 합니다. 만성적으로 수면 부채가 쌓인 아이들은 어른들과는 달리 더욱 부산스럽고 흥분 상태에 빠지기 쉽습니다. 이런 아이들을 보며 부모는 그저 아이가 잠이 적은 편이겠

거니 생각하겠지만 이는 사실과 다릅니다. 따라서 부모들은 아이의 수면 욕구가 제대로 충족되고 있는지 주의 깊게 살펴봐야 합니다.

　성인도 잠을 제대로 자야 세포와 조직, 기관의 유지 보수 작업이 원활히 이뤄집니다. 여러 가지 신진 대사 기능이 최적으로 유지될 수 있는 것도 모두 수면 덕분입니다. 만성적인 수면 부채가 발생하면 특히 비만이나 당뇨 같은 내분비계 질환에 걸릴 위험이 높습니다.

잠은 우리 몸의
면역력을 길러준다

앞서 말한 신진대사 쪽의 문제들은 우리 몸의 면역 체계와도 관련이 있습니다. 잠이 부족하면 대사 쪽에 문제가 생기면서 감염 시 유기체의 반발 작용으로 염증이 나타나고, 몸 자체도 감염되기 쉬운 상태가 되면서 상처 치유 능력이 저하됩니다. 게다가 잠을 잘 못 자면 항체를 만들어내는 메커니즘이 줄어들어 독감 백신도 잘 듣지 않습니다.

　잠과 면역력 사이의 관계는 일부 세균이나 바이러스 감염기에 나타나는 수면 과다 반응을 통해서도 입증됩니다. 전형적인 사례

중 하나는 독감이나 단핵증 바이러스에 걸려 무기력한 상태에 빠지는 것입니다.

수면과 면역 체계가 서로 상호작용하는 구조는 상당히 복잡합니다. 이 메커니즘에 따라 염증의 유발 혹은 감소 요인들의 생산 작용이 조절되고, 방어 기능을 하는 세포들도 만들어질 뿐만 아니라 열 조절도 이뤄집니다. 우리 몸에 해로운 미생물은 지나치게 뜨거운 것을 좋아하지 않으므로 감염에 대한 방어 기제로서 열 조절이 이뤄지는 것입니다.

뿐만 아니라 수면 부채가 발생하면 변비나 복통, 소화 장애 등 소화계의 기능 장애가 수반되므로 간접적으로는 수면이 소화 기능에도 영향을 미친다고 볼 수 있습니다.

잘 자야
기억력도 좋아진다

지난 20여 년간 학자들은 수면과 기억력 사이의 연관성을 강조해 왔습니다. 일부 학자들은 기억력이 수면의 주된 기능이라는 주장까지 펼 정도였지요. 물론 여기에 과장된 측면이 없지 않지만, 우리가 잠을 자는 동안 기억화 과정이 진행된다는 사실은 분명히 입증되었습니다. 좀 더 정확히는 학습한 내용이 머릿속에 굳어지는 것입니다.

대체로 우리는 낮 동안 '작업 기억력$^{working\ memory}$'을 이용해 빠른 속도로 정보를 저장하지만, 이 기억이 그렇게 오래가지는 않습니다. 따라서 오래 남아 있어야 할 정보들은 우리가 밤에 잠을 자는 동안 기억 속에 축적됩니다. 수면 부족이 기억력에 미치는 부정적인 영향도 과학 실험으로 입증되었습니다. 수면 부족에 따른 지적 피로도와 상관없이 잠이 부족하다는 사실 그 자체가 기억력에 영향을 주는 것으로 나타난 것입니다.

따라서 시험 전에 밀린 공부를 하겠다고 늦은 밤까지 공부하는 학생들은 별다른 성과를 거두지 못합니다. 그렇게 학습한 지식들은 장기 기억 속에 그리 오래 머물지 못하기 때문입니다.

꿈에는 어떤 기능이 있을까?

꿈은 수면의 모든 단계에서 나타납니다. 하지만 그중에서도 역설 수면 단계에서 꾼 꿈이 가장 현실적인 느낌을 줍니다. 꿈의 기능은 쉽게 설명할 수 없는데, '꿈의 열쇠'를 가져다준다는 식의 책을 보면 지나치게 단순화된 해석이나 얼토당토 않은 이야기들만 접하게 됩니다.

정신분석의 아버지 지그문트 프로이트^{Sigmund Freud}는 1899년 꿈에 관한 유명한 책《꿈의 해석》을 펴냅니다. 이 책에서 프로이트는 먼저 당시에 제기되었던 모든 이론을 정리한 뒤, 이어 무의식의 역할에 관한 자신의 가설을 제시합니다. 프로이트의 이론에서 꿈은 수면의 지킴이 역할을 합니다. 통제 역할을 맡은 '초자아'에 의해 부적절하다고 판단된 무의식적 충동이 의식의 영역에 이르지 못하도록 만드는 것입니다. 따라서 이러한 무의식적 충동들은 그 형태가 변화되어 하나의 이야기(꿈) 속에 편입되는데, 이때 꿈속에서 표면적으로 드러나는 의미들은 잠재적(무의식적) 의미와 별 관련이 없습니다. 꿈의 해석에는 '관념 연합의 원리'를 이용한 연구 작업이 필요하며, 오직 꿈을 꾼 본인만이 자신의 꿈이 갖는 의미를 제대로 이해할 수 있습니다.

반면 최근의 이론에서는 꿈이 그 자체로는 아무 의미가 없고, 꿈의 해석 역시 모든 것에 의미를 부여하려는 인간의 정신 구조에 기인한 것일 뿐이라는 주장도 제기되고 있습니다. 마치 우리가 구름을 보고 사람의 얼굴이나 동물의 형상을 유추하는 것과 비슷한 이치입니다. 극단적인 경우, 꿈에서 나타나는 심상들은 마치 우연히 맞춰지는 카드 게임 그림처럼 서로 별 연관이 없는 이미지의 연속일 뿐이라고 주장하기도 합니다.

또한 꿈을 꾸지 않는 게 정상이지 않느냐고, 실제로 자기 꿈을 기억 못하는 게 일반적이지 않느냐고 이야기하는 사람들도 적지 않습니다. 사실 꿈의 내용을 기억하는 사람과 꿈을 꾸지 않는 사람 사이의 차이는 그저 꿈을 기억해내는 능력의 차이에 기인합니다. 정신분석가와 같이 꿈에 관심이 많은 사람들은 꿈을 정확하고 상세하게 기억하지만 그렇지 않은 사람들은 자신이 꿈을 꾸지 않는다고 생각합니다. 그리고 이런 경우라도 자세히 물어보면 가끔씩 어떤 날은 꿈의 내용이 기억날 때가 있다고, 대개 평소보다 늦게 일어난 날이 그렇다고 이야기합니다.

따라서 꿈에 대한 기억은 음식점 주방과도 비슷합니다. 홀의 손님들이 주방을 볼 수 있는 오픈 키친의 경우(꿈을 꾸는 것)이거나, 불투명한 칸막이 뒤에 주방이 있는 경우(꿈을 꾸지 않는 것) 중 하나인 셈입니다. 하지만 어느 경우라도 부엌에서 열심히 요리가 만들어지고 있다는 점에는 변화가 없습니다. 그리고 중요한 것은 결국 손님들의 접시 위에 놓인 요리가 무엇인가겠지요.

꿈의 지속 시간은 얼마나 될까?

일부 학자들은 꿈의 지속 시간이 100분의 1초, 혹은 1000분의 1초 정도일 거라고 얘기합니다. 이를 잘 보여주는 사례가 루이 페르디낭 알프레드 모리Louis Ferdinand Alfred Maury라는 한 프랑스 학자의 꿈이었습니다.

꿈속에서 그는 프랑스 혁명기에 살고 있었는데, 체포되어 법정에 소환된 뒤 사형 선고를 받고 그레브 광장으로 끌려가 단두대에 오른 상황이었습니다. 이 최후의 순간에 숨을 헐떡이며 잠에서 깨어난 모리는 자신의 목 위로 침대의 나무 기둥 하나가 떨어졌다는 사실을 알고 나서 소스라치게 놀랐습니다. 굉장히 오랜 시간 동안 지속된 것처럼 보였던 그의 꿈이 찰나의 시간 동안 벌어진 일이었기 때문입니다.

반면 꿈의 지속 시간에 대해 주관적으로 느끼는 기간과 역설수면 이전의 기간 사이가 서로 비례한다는 주장을 내놓은 수면 연구학자들도 있습니다. 꿈에 대한 논문은 하도 많아서 이제는 다른 연구들도 좀 이뤄지면 좋겠다는 생각도 듭니다.

★ 알아두면 좋아요! 🌙

나이가 들면 새로운 것을 익히기 어려울까?

기억은 '신경 가소성', 즉 새로운 상황에 적응하기 위해 뇌가 기능을 변경할 수 있는 능력과 관련이 있습니다. 20여 년 전까지만 해도 뇌는 하나의 굳어진 장기로서 해가 갈수록 퇴화하는 기관으로 인식되었습니다. 하지만 이제는 뇌의 다양한 변화 역량이 밝혀진 상태입니다.

이러한 뇌의 역량은 특히 나이 불문하고 평생 새로운 데이터를 습득할 수 있는 능력으로 나타납니다. 물론 여든 살에 피아노나 일본어를 배우는 것이 여덟 살에 하는 것보다 더 어렵기는 하지만 충분히 노력만 한다면 얼마든지 가능한 일이라는 것입니다. 공부에 있어 복습이 중요하다는 건 초등학생도 다 아는 사실이니까요.

우리가 잠에서 깨어나면 다음 번 잠을 자기 전까지 굉장히 많은 수의 데

이터가 우리 뇌에 축적됩니다. 이는 뇌 세포의 작업에 상응하는 에너지 비용이 필요할 뿐더러 공간적인 비용도 소요됩니다. 뉴런은 정보를 교환하기 위해 서로 간에 새로운 연결망을 만들어내는데, 이에 따라 시냅스(뉴런 간의 연결고리)가 늘어나고 이러한 시냅스가 공간을 차지하기 때문입니다.

이제 데이터는 분리, 분류되어 우리의 뇌는 에너지의 원래 수준을 회복하여 다음 날 새로운 정보 수집을 할 수 있는 상태가 됩니다. 그리고 실제로 쓸모 있는 시냅스만을 남겨서 공간적인 여유도 생기지요. 그러므로 배운 걸 반복해서 학습하면 새로운 시냅스 연결망이 늘어나고 유지됨으로써 정보가 머릿속에 저장됩니다.

수면 부채를 줄이는 낮잠의 기술 _____

낮잠은 북쪽의 고위도 지역으로 갈수록 줄어들거나 거의 없는 반면, 지중해 인근에서는 거의 필수로 낮잠을 자는 경우가 많습니다. 그렇다면 낮잠이 주로 따뜻한 지역에만 국한된 게 아닐까 싶기도 하지만, 이는 그리 간단히 볼 문제가 아닙니다.

남부의 안달루시아 지역을 포함해 스페인 지역 거의 대부분에서는 새벽

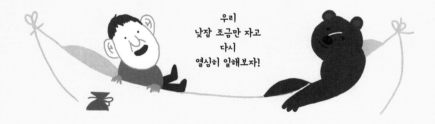

우리
낮잠 조금만 자고
다시
열심히 일해보자!

1-2시쯤 잠자리에 들었다가 아침 7-8시 경에 일어나 오후 1시 경에 2-3시간씩 낮잠을 자는 습관이 있습니다. 이 때문에 저녁을 먹는 시간도 밤 9-10시 경인 등 우리와는 생활 시간대가 크게 달라지는 편입니다.

이렇듯 이 지역에서 낮잠이 습관화된 가장 큰 이유는 여름철 한낮의 뜨거운 열기 때문이지만, 여름이 아니어도 이렇게 낮잠을 자는 습관은 거의 일 년 내내 지속됩니다. 그래서 한 번은 살라망카 지역에서 서너 살짜리 꼬마 아이들이 새벽 1시 30분에 마요르 광장에서 뛰어노는 것을 보고 깜짝 놀랐습니다. 사실 온대 지방처럼 하루 두 번씩 자는 이러한 이상성Biphasic 수면 패턴의 수면 시간을 계산해보면 결과적으로는 인간이 하루에 자야 할 시간이 모두 충족되고 있음을 알 수 있습니다. 따라서 수면 부채가 생기지는 않습니다.

그런데 안달루시아 지역 같은 곳에서 이렇게 낮잠을 자는 이유가 비단 기후 때문만은 아닙니다. 일례로 기후가 거의 같은 옆 나라 포르투갈만 하더라도 이렇게 무조건적으로 혹은 제도적으로 낮잠을 자지는 않습니다. 뿐만 아니라 앤틸리스 제도나 브라질 등 포르투갈의 식민지였던 지역 주민들도 낮잠을 자지 않습니다. 반면 멕시코처럼 스페인의 식민지였던 지역에선 둘째가라면 서러울 정도로 낮잠을 많이 잡니다. 이렇듯 문화는 기후나 유전자보다도 더 큰 영향력을 발휘합니다.

물론 다른 문화권에서도 나름의 독특한 수면 문화가 존재합니다. 열다섯 가족 정도가 함께 잘 수 있는 기다란 장방형 가옥에서 생활하는 파푸아뉴기니 사람들은 하루 종일 부족의 다른 사람들을 깨워 꿈 얘기를 하느라 정신이 없습니다. 그러다 보니 결국 온종일 시도 때도 없이 낮잠을 자게 되고, 신생아처럼 틈만 나면 잠이 드는 다상성Polyphasic 분할 수면 패턴을 보입니다.

거듭 말하지만 수면에 관한 한 별문제가 없다면 언제나 자신이 편한 대로 하면 됩니다. 그러니 낮잠도 아무 때나 수시로 원하는 만큼 자도 괜찮습니다. 다만 불면증이 있다거나 잠을 자도 피로감을 느낄 경우, 혹은 시차, 술자리, 철야, 당직, 과도한 업무 등으로 인해 수면 부채가 생긴 경우라면 졸릴 때마다 매번 20분 미만으로 낮잠을 자는 편이 좋습니다. 30분 이상 자면 정작 밤에 제대로 자야 할 시간을 좀먹는 격이 되기 때문입니다.

우리의 몸이 수면을 조절하는 원칙

수면 조절, 즉 수면–각성 리듬의 조절은 2가지 원칙에 따라 이뤄집니다. 하나는 체내항상성의 원칙이고, 나머지 하나는 시간항상성의 원칙입니다.

체내 항상성

체내 항상성은 어떤 기능을 최저치와 최대치 사이에서 유지시켜주는 일체의 조절 기제를 말합니다. 가령 당 수치가 너무 떨어지면 저혈당이 와서 인지 능력이 떨어지고(저혈당증), 반대로 일정 값 이상으로 당 수치가 올라가면 혼수상태에 빠질 수 있습니다. 수면도 이와 다르지 않습니다.

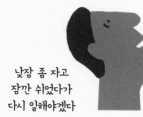

낮잠 좀 자고 잠깐 쉬었다가 다시 일해야겠다

　　잠이 부족하면 피로와 졸음이 쏟아지므로 그날 밤에는 잠을 더 깊게 혹은 길게 자서 부족한 수면 시간을 채워줘야

71

합니다. 한 번 튀긴 공이 다음번에는 더 높게 튀는 '리바운드 효과'와도 비슷합니다. 반대로 평소와 달리 낮잠을 자는 등 너무 많이 잔 경우에는 밤에 잠을 이루기가 어렵습니다. 이러한 수면 반동 현상은 주로 깊은 서파수면 단계와 관련되며, 역설수면과 N2 수면 단계(얕은 서파수면 중 두 번째 단계)와는 별 관계가 없습니다.

시간 항상성

시간 항상성은 낮과 밤의 교차에 대한 예측을 바탕으로 한 기능 조절 기제에 해당합니다. 이외에도 월 단위, 연 단위에 따른 시간의 흐름이나 계절 변화 역시 약간의 영향을 미칩니다. 생활 리듬이 24시간 주기로 변화하는 경우 서캐디언 리듬circadian rhythm이라 말합니다. '~의 주변에'라는 뜻의 라틴어 circa와 '일, 하루'라는 뜻의 dies가 결합된 단어지요. 이러한 생체리듬에 대해 연구하는 학문이 바로 시간생물학입니다.

그러므로 수면은 하나의 독자적인 현상이 아닙니다. 수면-각성 리듬이라는 생체리듬의 일환으로, 사전에 계획된 대로 특정한 때에 특정한 기능이 일어나는 것입니다. 그리고 이게 바로 해의 24시간 주기에 따르는 서캐디언 리듬입니다.

하늘에 해가 있는 방향으로 해바라기가 휘어지는 것처럼, 우리의 정신도 아침 해가 뜰수록 점점 더 맑아집니다. 이는 물론 잠을 자고 일어난 직후인 탓도

내 몸은
해와 함께
움직인다!
아하하하하

있지만, 우리 몸이 그렇게 프로그래밍 되어 있기 때문이기도 합니다. 그래서 밤 샘 작업을 할 때도 똑같이 눈을 뜨고 있던 한밤중보다는 아침에 더 정신이 맑습 니다. 물론 충분히 잠을 자고 난 뒤보다는 못하지만 그래도 철야 기간 중 밤 시 간보다 아침 시간에 더 주의력이 올라가는 것은 엄연한 사실입니다.

그리고 또 한 가지, 낮잠은 보통 식곤증 탓이라고 생각하는 경우가 많지만, 이 또한 생체리듬의 영향이 큽니다. 통상적으로 주의력이 떨어지는 시점에 졸음 이 오는 것이지요.

페이스메이커

우리 몸의 생체 시계를 움직이는 조절 기제는 2가지가 있는데, 박자를 넣어준다 는 의미에서 이를 페이스메이커pace-maker라 부릅니다. 하나는 관성이 커서 쉽게 바뀌지 않는 강-페이스메이커이고, 다른 하나는 관성이 약해 쉽게 바뀔 수 있는 약-페이스메이커입니다.

수면-각성 리듬의 경우, '약-페이스메이커'를 따릅니다. 그래서 업무 조가 1일 2교대, 1일 3교대, 야간조 등으로 바뀌거나 해외여행으로 시차가 발생해도 별문제 없이 이를 조정할 수 있습니다. 시차가 많이 나는 지역으로 여행을 가도 대략 사나흘 정도 지나면 현지 시간대에 적응할 수 있으니까요.

반면 평균적으로 매일 아침 8시경 혈액 속으로 분비되는 코르티솔 호르몬이 나 심부 체온의 변화 같은 경우 강-페이스메이커의 작용에 좌우됩니다. 따라서 코르티솔 호르몬의 분비 시점을 바꾸려면 최소한 2주는 지나야 합니다. 가령 뉴 욕에 가는 경우, 현지 시각으로 저녁 7시(한국 시간 아침 8시)에 코르티솔 분비 가 최대치를 보이고, 한밤중에도 잠이 안 와 정신이 말똥말똥해질 수 있지요.

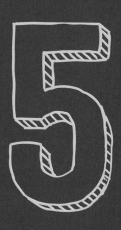

5

우리는 어떻게 잠이 드나?

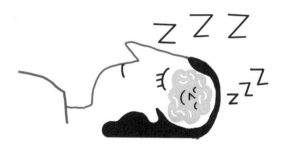

우리 뇌의 상태는 각성 상태와 서파수면 상태, 그리고 역설수면 상태의 3가지로 크게 나뉩니다. 그리고 뇌의 이러한 상태들은 수많은 뇌 구조의 영향을 받습니다. 50여 년 전부터 진행된 여러 연구들 덕분에 뇌의 비밀이 일부 밝혀졌지만, 우리가 잠을 잘 때 활성화되고 깨어 있을 때 비활성화되는 수면 유도 뉴런에 관한 연구는 여전히 규명해야 할 중요한 해결 과제로 남아 있습니다.

각성 상태란?

우리가 깨어 있는 동안에는 대뇌피질이 계속해서 활성화됩니다.

물론 우리가 소파에 널브러져 TV를 볼 때에도 대뇌는 여전히 활성화되어 있지만 그래도 약간의 활동은 해주는 게 좋습니다. 그런데 대뇌피질은 혼자서만 활성화되지 않습니다. 우리가 잘 느끼지 못하더라도 근육 역시 끊임없이 활성화 상태를 유지하기 때문입니다. 이를 '긴장성 활동'이라 부릅니다. 또한 그때그때 근육의 힘을 더 빌릴 때도 있는데(위상성 활동), 소파에서 벗어나기로 결정한 순간 움직이는 근육들이 이에 해당합니다.

국소적인 뇌 손상이 미치는 영향에 대해 연구한 결과, 학자들은 각성 상태가 숨뇌(연수)와 기저 종뇌 사이에 위치한 여러 가지 뉴런 체계의 작동에 기인한다는 사실을 알아냈습니다. 어려운 용어 때문에 내용이 조금 복잡해질 수도 있습니다만, 한창 뜨고 있는 신경의학의 핵심에 관련한 내용이니 알아두면 유용할 것입니다.

이로써 다양한 특징들을 공유하는 수많은 각성 신경계가 존재한다는 사실을 알 수 있습니다. 가령 각성 신경계와 관련한 뉴런들이 직간접적으로 대뇌피질에 연결되어 있는 식입니다. 대부분의 각성 신경계가 상호 연결되어 있는 만큼 서로 힘을 합쳐 협력하며 작용한다고 볼 수 있는데, 이러한 각성 신경계는 우리가 깨어 있는 동안에만 활동합니다. 예외가 있다면 각성 상태와 역설수면 상태 모두에서 활성화되는 콜린성 뉴런 정도입니다.

현재까지 밝혀진 각성 신경계를 발견 순서대로 나열하면 다음과 같습니다.

- 노르아드레날린성 뉴런과 세로토닌성 뉴런
- 콜린성 뉴런
- 히스타민성 뉴런
- 글루타메타제성 뉴런
- 히포크레틴/오렉신 뉴런

　복잡한 신경 연결 구조로 독자들의 머리를 어지럽게 만들려는 생각은 없습니다. 그러니 이 복잡한 이름보다는 이들 뉴런이 '우리의 감각 기관 및 장기와 이어져 각성 상태 동안 그 활동 유지에 참여하고 있다는 사실' 정도만 머릿속에 기억해두기 바랍니다. 즉, 우리 몸 전체가 일을 하고 있는 셈입니다.

　위에 언급된 뉴런 체계 중 대뇌피질의 활성화 상태 유지에 필수적인 단독 뉴런은 없습니다. 현재 진행 중인 연구 내용으로 보건대 각각의 뉴런 체계는 특정 행동 시에 각성 상태를 유발하는 듯한데, 가령 노르아드레날린성 뉴런은 우리가 새로운 자극을 받았을 때 활성화됨으로써 우리의 경계심을 높여주는 식입니다. 히포크레틴 뉴런의 경우는 뇌의 포도당 비율이 떨어졌을 때 활성화되는데, 이로써 우리가 무언가 먹을 것을 찾도록 하는 데에 중요한 역할을 합니다.

서파수면은
어떻게 발생되나?

얕은 잠과 깊은 잠, 혹은 뇌파가 느려지는 수면 상태에 대해 미국의 학자들은 비렘수면이라는 용어로 포괄했습니다. 사람이 느린 뇌파의 얕은 잠을 잘 때에는 수면방추와 K-복합파로 이루어진 뇌파 전위 기록이 나옵니다. 그리고 깊은 잠에 빠지면 느린 뇌파 혹은 델타파가 나온다는 특징을 보이지요.

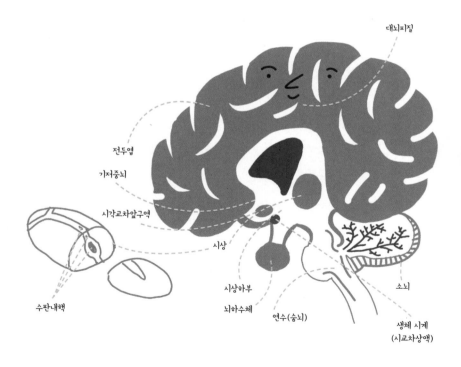

대뇌피질

전두엽

기저중뇌

시각교차앞구역

시상

수판내핵

시상하부

뇌하수체

연수(숨뇌)

소뇌

생체 시계
(시교차상액)

12Hz에서 14Hz 사이의 수면방추가 나오면 얕은 서파수면이 이뤄지는 동안 뇌에 도달하는 감각 정보가 차단됩니다. 잠을 자는 동안 가벼운 소음에 잠이 깨지 않는 이유도 바로 여기에 있습니다.

대뇌 신피질(새겉질)은 우리의 뇌에서 진화가 가장 많이 이루어진 부위입니다. 의식의 기반이 되는 곳이 바로 신피질이지요. 피질 구조와 시상 구조에 기록된 전위 활동을 느린 속도로 조율하며 지휘자 역할을 하는 것도 바로 대뇌 신피질입니다.

또 한 가지 흥미로운 대뇌 영역은 시각교차앞구역이라 불리는 곳입니다. 이곳에는 서파수면이 이뤄지는 동안에만 활성화되는 뉴런들이 모여 있지요. 시각교차앞구역의 측면 부위, 특히 그 복측 부분(복외측시교차전핵)에는 역설수면-ON 뉴런이라 불리는 GABA성(억제성) 뉴런이 대거 포진되어 있습니다. 서파수면의 초반 단계를 책임지는 것이 바로 이 뉴런들입니다.

그리고 순조로운 수면-각성 주기가 이뤄질 수 있도록 이 뉴런들의 축삭돌기는 각성에 관여하는 구조 쪽으로 향해 있습니다. 이로써 각성에 관여하는 뉴런들과 함께 작용하는 것입니다. 이렇게 수면을 유도하는 뉴런과 각성에 관여하는 뉴런이 서로 교대로 활동함으로써 우리는 각성 상태와 수면 상태를 오가게 됩니다.

생체 시계를
작동시키는 것들

우리 몸에 있는 위대한 생체 시계의 이름은 시교차상핵으로, 낮과 밤의 주기에 따라 우리의 생체리듬을 조율해주고 있습니다. 생체 시계의 원리는 시교차상핵 세포들의 복잡한 분자 구조를 규명하여 2017년 노벨생리의학상을 수상한 연구자들 덕분에 알려지기 시작했습니다. 물론 호르몬과 뉴런 역시 이러한 생체 시계의 작동 과정에 동참하고 있습니다.

호르몬의 작용은 시교차상핵의 이식 실험으로 밝혀졌는데, 축삭돌기를 통해 정보를 받지도 보내지도 못하도록 시교차상핵을 따로 떼어내어 이식 실험을 했음에도 불구하고 균형적인 활동이 발견된 것입니다. 뉴런과 관련해서도 시교차상핵이 복외측시교차전핵에 투사되어 간접적으로 각성 구조에 영향을 준다는 사실이 밝혀졌습니다.

시교차상핵의 뉴런은 망막에서 오는 자극을 통해 오직 낮 시간 동안에만 활성화됩니다. 빛에 의한 자극으로 시교차상핵에 지금이 낮이라는 정보가 전달되거나 자극이 없을 경우에는 밤이라는 정보가 전달되는 것입니다. 이에 따라 낮 시간 동안 시교차상핵의 뉴런들은 각성 뉴런을 자극하고, 수면 뉴런을 억제합니다.

역설수면은
어떻게 시작되나?

미셸 주베는 뇌의 앞쪽 부분을 제거한 뒤 뇌간을 전극에 연결한 고양이를 통해 역설수면을 규명해냈습니다. 뿐만 아니라 뇌의 일부를 절단한 설치류에게서도 역설수면이 나타났는데, 이러한 발견 덕분에 역설수면을 유발하는 필요충분적인 뇌 구조가 다름 아닌 뇌간에 위치한다는 사실이 1960년대에 밝혀졌습니다. 인위적인 장치로 수일간 살아 있도록 만든 이 고양이는 매우 자주 역설수면 상태에 빠졌으며, 뇌 손상이 없었던 일반 고양이의 경우 역설수면 상태가 수면-각성 주기의 10퍼센트를 차지하는 것으로 나타났습니다. 참고로 역설수면 상태에는 근육의 긴장이 나타나지 않는 반면 안구의 움직임이 나타나고 PGO^{Ponto-geniculo-occipital, 뇌교 슬상후두엽}파가 보이는 게 특징입니다.

이외에도 또 다른 뇌 손상 실험을 통해 문제가 되는 뇌 구조에 관한 지식수준이 좀 더 높아질 수 있었습니다. 가령 동물이 근육의 움직임을 제외한 역설수면의 모든 징후를 보이는 특정한 상태를 분리해 유도해낼 수 있게 된 것입니다. 이러한 상태에 들어간 동물은 역설수면 상태에서도 몸이 굳어지지 않은 채 머리를 들고 자리에서 일어나며, 감시, 사냥, 몸단장 같은 해당 종의 특징적인 일부 행동을 수행할 수 있었습니다.

이렇듯 근육의 움직임이 나타나면서도 역설수면 상태에 들어가는 경우는 사람에게서도 나타납니다. 역설수면행동장애라 불리는 질병이 이에 해당하는데, 이 병에 걸린 환자는 역설수면에 빠진 상태로 자신의 꿈속 행동과 동일한 행동을 보입니다. 가령 권투를 하는 꿈을 꾸면 실제로 주먹질을 하는 식입니다. 그러니 같이 자는 사람은 자다가 얻어맞지 않도록 조심해야겠습니다.

뿐만 아니라 수면-각성 주기 동안 개별 뉴런의 활동을 기록한 결과, 역설수면 때의 특징적인 긴장성 활동과 함께 나타나는 뉴런들의 존재도 규명되었습니다. 이 뉴런은 역설수면-ON 뉴런이라 불립니다. 최근에는 리옹 수면연구팀이 역설수면 중 근육의 긴장이 풀어지는 데에 관여하는 메커니즘과 신경전달물질의 성격을 규명해내기도 했습니다.

역설수면 중 대뇌피질의 활성화와 관련해서도 2015년까지는 주로 콜린성 뉴런과 글루타메타제성 뉴런이 이에 영향을 준다고 보는 것이 정설이었는데, 최근 이러한 가설에 의문이 제기되었습니다. 역설수면 중 대뇌피질이 활성화되는 것은 일부 뇌 구조에만 국한된다는 사실이 입증된 것입니다. 따라서 역설수면은 각성 상태와 매우 다른 상태임이 알려지게 됩니다. 역설수면 중 대뇌피질이 활성화되는 것으로 입증된 이 뇌 구조들은 꿈을 꾸는 동안 두드러지는 감정 관리에 관여하는 것으로 확인되어 꿈을 꾸게 만드는 역할을 할 가능성이 높습니다.

역설수면은
어떻게 중단되나?

각성 상태와 서파수면 상태 동안 역설수면이 나타나지 않도록 억제하는 뉴런도 존재합니다. 각성 상태에서 활성화되는 이 뉴런들은 서파수면이 이뤄지는 동안 그 활동이 둔화되어 역설수면에 들어가기 직전에 활동을 멈춥니다. 이를 역설수면-OFF 뉴런이라 부릅니다. 역설수면-OFF 뉴런의 활동이 잦아들면 역설수면-ON 뉴런에 대한 억제 효과가 줄어들어 역설수면 상태가 됩니다. 현재 시상하부에서 연수(숨뇌)에 이르는 구간에 위치해 각성 상태를 유발하는 다수의 역설수면-OFF 뉴런들이 연이어 규명되고 있습니다.

역설수면을 억제하는 이 역설수면-OFF 뉴런은 상당히 중요하게 인지되고 있습니다. 역설수면-ON 뉴런에 대한 억제 효과를 미치는 만큼 각성 상태와 서파수면 상태 동안 갑작스레 역설수면 상태에 빠지는 것을 방지할 수 있기 때문입니다. 따라서 역설수면-ON 뉴런들이 활성화되기 위해서는 역설수면-OFF 뉴런의 비활성화가 필수적인 듯합니다.

역설수면 중 GABA성 역설수면-ON 뉴런이 활성화되면 역설수면-OFF 뉴런 전체의 활동이 중단되는 것으로 보입니다. 따라서 시상하부에 있는 GABA성 역설수면-ON 뉴런의 활성화는 역설수면을 유발하는 요인으로 추정되며, 이 역설수면-ON 뉴런들이 주변의 히스타민성 역설수면-OFF 뉴런과 히포크레틴 역설수면-OFF 뉴런, 그리고 다른 두 부위의 GABA성 역설수면-OFF 뉴런을 억제하는 것으로 보고 있습니다.

뿐만 아니라 멜라닌농축호르몬(MCH)이라 불리는 펩티드형 신경호르몬을 내포한 뉴런들도 존재하는데, 뇌 안에서 이 펩티드형 신경호르몬이 분비되면 동물에게서는 역설수면 시간이 급격히 증가하는 현상이 나타납니다. 따라서 멜라닌농축호르몬은 순수하게 수면 유도 역할을 하는 대표적인 최면성 물질일 가능성이 높습니다. 이러한 발견들을 활용하면 앞으로 수면 시간을 조절하기 위한 약리학적 치료법의 새로운 지평이 열릴 수도 있습니다.

시상하부의 GABA성 역설수면-ON 뉴런에는 상당수의 생리학적 변인들이 포함되어 있을 것으로 추정되는데, 역설수면의 필요 시간을 측정해주는 내부 시계도 갖고 있는 듯합니다. 이 뉴런들은 역설수면-OFF 뉴런에 의한 억제 정도가 가장 낮은 수준일 때 서파수면 단계에서만 작동하는 것으로 보입니다.

수면-각성 주기에 영향을 주는 신경망의 규명에 관한 연구는 지난 10여 년 사이 상당한 진척을 이뤄왔습니다. 모든 연구 결과에서 공통적으로 확인되는 사실은 모노아민자극성 뉴런과 콜린성 뉴런 이외에도 시상하부에서 연수(숨뇌) 사이에 위치한 GABA성 뉴런 및 글루타메타제성 뉴런 개체군들이 수면의 2가지 상태를 통제하고 있다는 점입니다. 그러니 이제는 독자들도 조금 더 영리하게 잠들었으면 좋겠습니다.

 ★ 알아두면 좋아요! 🌙

커피는 정말 수면을 방해할까?

우리가 잠드는 과정은 부분적으로 뉴클레오시드군의 아데노신이 만들어 내는 작용의 일환이기도 합니다. 그런데 커피와 차에 함유된 카페인 성분은 흔히 각성 효과를 갖고 있다고 알려진 물질로, 아데노신의 작용을 저해합니다.

아데노신은 우리가 깨어 있는 동안 대뇌피질과 기저 종뇌 안에 차곡차곡 쌓인 후, 이어 종뇌에 있는 콜린성 뉴런의 활동을 차츰 감소시킴으로써 졸음을 유발하고 수면을 유지하는 데에 기여합니다. 따라서 숙면을 취하고 싶다면 오후 2시 이후로는 카페인 성분을 함유한 식품을 섭취하지 않는 것이 좋겠습니다.

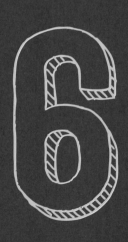

밤이 오는 게 두려워요!

★ 불면증

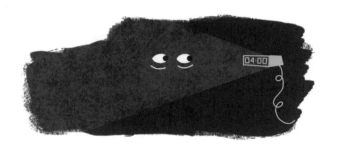

불면증은 누구나 한 번쯤은 겪어봤을 병이지만 이를 정의하기란 그리 쉽지 않습니다. 가끔씩 불면증을 겪는 사람의 수는 전체 인구 가운데 30퍼센트 정도이고, 약 10퍼센트는 주기적으로 불면증을 앓습니다.

영어로 불면증은 인썸니아Insomnia라고 합니다. 여기에 어원학적으로 부정을 의미하는 접두사 in이 사용된 탓에 흔히들 불면증이 그저 잠이 없는 상태라고 생각하기 쉽습니다. 하지만 불면증을 그렇게 단정하거나 정의할 수는 없습니다. 잠은 우리의 생존에 필수적인 과정으로서 아무리 심각한 불면증이라도 일부 예외만 제외한다면 다행히 최소한의 잠은 자기 때문입니다.

따라서 불면증은 수면 부족 상태로 정의하는 편이 더 낫습니다. 다만 그 형태가 쉽게 잠들지 않거나 한밤중에 잠이 깨거나 너무 일찍 일어나는 등의 다양한 양상으로 나타나는 것입니다. 그리고 밤에 제대로 잠을 자지 못하는 만큼 그에 따른 여파가 낮 시간에 나타납니다. 피로감은 물론 주의력과 집중력, 기억력이 떨어지고, 무기력할 뿐만 아니라 과민해지고 사기와 의욕도 저하됩니다.

이는 가정생활과 대인관계, 직장생활 모두에 영향을 미치게 됩니다. 단순히 잠이 적은 사람과 불면증 환자와의 차이도 바로 여기에 있습니다. 잠이 적은 사람은 적게 자도 충분하다고 느끼므로 실생활에서 수면으로 인한 문제는 겪지 않습니다.

불면증은 전체 인구에서 흔히 나타나는 질병으로, 그 원인과 양상도 매우 다양합니다.

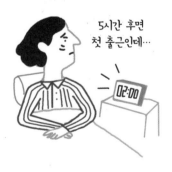

나의 불면증
유형은?

급성 불면증은 적응성 불면증으로, 가족 문제나 직장 문제 등 스트레스 상황에 대한 반동으로 단기간 나타나는 불면증입니다. 이러한 불면증은 자연히 사라지지만, 적절한 조치를 취하지 않으면 심한 경우 만성 불면증으로 발전할 수 있습니다.

만성 불면증의 유형에는 여러 가지가 있습니다.

정신생리성 불면증: 가장 흔한 형태의 만성 불면증으로, 불면증이 불면증을 부르는 양상을 띱니다. 불면증에 대한 강박관념이 커지면서 침실, 침대, 저녁시간, 밤 시간 등 수면에 관한 모든 것에 과도하게 집착한 나머지 불면증이 심화되는 형태입니다.

역설적(주관적) 불면증: 잠을 잘 못 잤다거나 아예 전혀 잠을 못 잤다고 이야기하지만 이러한 주관적 인식과는 달리 검사상으로는 불면증이 나타나지 않는 경우입니다. 즉, 실제로 잠을 잤음에도 스스로는 잠을 못 잤다고 느끼는 것입니다. 따라서 자신의 수면 상태에 대한 인지가 부족한 환자는 자신이 밤새 생각에 잠겨 있었다고 이야기합니다.

특발성 불면증: 굉장히 드문 형태의 불면증으로 어린 시절부터 나타나는 게 특징입니다. 또한 그날그날 상태에 따라 증상이 달라지지 않고 한결같이 지속되는 특성이 있습니다.

치명적 가족성 불면증: 다행히도 발병률이 극도로 낮은 희귀성 유전병으로, 현재 전 세계에서 40개 가정이 이 병을 앓는 것으로 집계되어 있습니다. 이 병에 걸리면 지속적으로 잠이 줄어 종국에는 몇 달 안에 사망에 이르고 맙니다. 좀처럼 치료가 되지 않고 완치 가능성도 거의 없어 이 병의 환자들을 보면 수면의 역할이 얼마나 중요한지 알 수 있습니다. 또한 중증 불면증을 앓는 환자들이 몇 달간 잠을 자지 못한 것 같다고 토로하는 것 역시 이에 비하면 상대적으로 양호한 축에 속합니다.

심인성 불면증: 여기에도 다양한 원인이 존재합니다. 행사나 회의 등 중요한 일을 앞두고 있을 때나 불안증 또는 우울증에 빠진 경우, 혹은 테러나 공격을 당한 뒤 악몽을 동반한 외상 후 스트레스를 겪는 경우 등 정신적인 고통도 불면증의 주요 원인이 될 수 있습니다. 하지만 반대로 불면증 때문에 그 같은 심리 정신적 증상이 나타날 수도 있습니다.

이러한 연관성에 관계된 메커니즘은 아직 명확히 밝혀지지 않았지만, 심리정신적인 면과 불면증 사이에 상호작용이 존재한다는 사실만은 분명히 입증되었습니다. 이 2가지 문제를 모두 치료해야만 좀 더 나은 치료 효과를 얻을 수 있습니다.

특정 물질의 섭취와 관련된 불면증: 불면증을 유발하는 물질에는 여러 가지가 있습니다. 오후 늦게 마시는 커피나 차, 콜라, 초콜릿 등 흔히 먹는 음식물, 니코틴과 에너지 음료는 물론 코카인, 암페타민, LSD 등과 같은 불법 약물도 수면을 저해합니다. 정신을 자극하는 작용이 있어 수면을 유도하거나 유지하는 데에 방해가 되는 것입니다. 술과 대마초 역시 몸을 이완시키는 진정 작용이 있긴 하지만 뇌의 수면 기제를 방해하는 대표적인 불면증 유발 요인입니다.

뿐만 아니라 호르몬과 약물의 영향도 무시할 수 없습니다. 갑상샘호르몬과 부신피질호르몬은 염증성 질환을 가라앉히는 데에 무척 중요하지만, 몸 전체에 자극을 주어 수면에 상당한 악영향을 미칩니다. 게다가 수면제 역시 의외로 불면증의 원인이 될 수 있습니다. 이밖에 여러 가지 수많은 약물들도 불면증을 유발할 수 있습니다.

특정 질환에 관계된 2차성 불면증: 심부전증, 신부전증, 호흡부전증, 당뇨, 염증, 발열, 각종 통증 등 심각하진 않더라도 모든 신체 질환이 불면증의 원인이 됩니다. 뿐만 아니라 수면무호흡증이나 기면증, 하지불안증후군과 같은 수면 장애 역시 잠을 이루지 못하게 하는 원인이 될 수 있습니다.

환경에 관련된 불면증: 수면은 외부 자극에 굉장히 민감하고 예민한 상태입니다. 따라서 각성 상태에서 수면 단계로 넘어가려면 주위에 자극적인 요소가 없어야 합니다. 심야 시간대 인체는 성가신 자극에 취약하므로 지나치게 자극적인 환경은 불면증을 불러오거나 수면의 질을 떨어뜨리기 때문입니다.

공항이나 시끄러운 건물에서 들리는 비연속적인 소음, 주변의 빛이나 조명, 지나치게 높거나 낮은 온도, 불편한 침구, 부적절한 고도 등은 모두 편안한 수면을 저해하는 요소들입니다.

부적절한 수면 위생에 따른 불면증: 수면 조절 기제는 정확한 생리적 기제에 따르기도 할뿐더러 주변 환경의 영향도 크기 때문에 바르지 못한 생활 습관도 불면증의 원인이 됩니다. 불면증 환자들 중에는 유독 옳지 못한 생활 습관을 보이는 경우가 많으며, 이는 불면증을 지속시키는 요인이 됩니다.

특히 잠자는 시간이 불규칙하거나 낮잠을 너무 길게 자고, 지나치게 부담스러운 저녁 식사를 하며 밤늦게 야식을 먹는 경우, 자기 전 태블릿이나 컴퓨터, 스마트폰 등의 전자기기 화면을 너무 많이 보는 경우, 늦은 밤 너무 뜨거운 물에 목욕을 하거나 과격한 운동을 하는 경우 등의 부적절한 수면 위생이 불면증을 야기할 수 있습니다.

불면증이
우리 몸에 끼치는 영향

불면증은 주변 요인에 대한 반응으로 나타나는 경우가 많기 때문에, 대개 불면증 유발 요인이 사라지거나 환자가 해당 상황에 적응하면 문제가 해결됩니다. 하지만 불면증이 만성으로 이어질 수도 있고, 이런 경우엔 매일 밤 매우 다양한 방식으로 증상이 나타납니다.

수면은 인체의 효율적인 기능에 있어 매우 중요하고도 폭넓은 역할을 담당하고 있습니다. 우리 몸의 휴식과 회복, 인체 기능의 유지, 정보의 기억과 면역 방어 체계의 강화 등이 모두 수면을 통해 이뤄지기 때문입니다. 따라서 불면증이 생기면 피로가 쌓이는 등 낮 시간에 즉각적으로 그 영향이 나타나지만 장기적으로 건강에 미치는 영향은 그리 명확하게 드러나지 않습니다. 다만 우리 몸에 다방면으로 영향을 미치는 수면은 그 무엇으로도 대체 불가능한 만큼 불면증이 장기적으로 우리 몸에 영향을 미친다는 사실만큼은 분명합니다.

불면증이 다른 질병의 발병 위험을 높인다는 관련 연구도 많습니다. 고혈압이나 심장 질환, 만성 통증, 당뇨, 소화 장애, 과체중, 기억 장애는 물론 알츠하이머병이나 그 외 다른 질병의 감염 위험이 높아지는 것입니다. 뿐만 아니라 백신도 잘 듣지 않고 불임률이 높아질 수 있으며, 불안증이나 우울증은 물론 심한 경우 암까지 초래할 수 있습니다. 물론 이는 장기적인 차원에서의 통계적 위험에 불과하므로 지나치게 겁을 먹을 필요는 없습니다.

다만 밤잠을 잘 이루지 못한다고 고충을 호소하는 사람에게는 조금 더 관심과 주의를 기울일 필요가 있습니다. 불면증 환자가 어떤 위협에 놓여 있는지 알려주는 연구도 많지만 수면유도치료법의 효능을 밝히는 연구 또한 그에 못지않게 많습니다.

수면일지로
불면증 정도 파악하기

불면증은 그 원인도 다양하고, 제대로 치료하지 않으면 그에 따른 잠재적인 영향도 한두 가지가 아닙니다. 따라서 불면증이 생기면 아직 많지는 않지만 수면전문의를 찾거나 의사와 상담하는 편이 좋습니다. 특히 뒤에 나오는 수면 위생법도 도움이 되지 않거나 증상이 호전되지 않는 경우 반드시 전문가와의 상담이 필요합니다.

의사와 상담하면 알게 모르게 불면증을 초래한 원인도 알 수 있고, 어떻게 하면 이 문제를 해결할 수 있을지 그 방법도 찾을 수 있습니다. 최소한 자신이 앓고 있는 불면증이 어떤 종류의 불면증인지 규명하고, 불면증 치료법을 소개받거나 치료 방향에 관한 정보를 전해들을 수 있습니다.

불면증인 경우에는 수면기록검사를 하는 경우가 드문데, 유의미한 기록을 얻을 가능성이 적기 때문입니다. 반면 역설적(주관적) 불면증인 경우나 수면무호흡증, 하지불안증후군 등 다른 수면 장애 요인을 배제할 필요가 있는 경우에는 필수적으로 수면기록검사를 합니다. 불면증 환자에게는 수면기록검사보다 수면일지를 쓰도록 제안해 불면증의 정도를 가늠하고, 불규칙한 수면-기상시간 등 불면증을 유발하는 특정 요인들을 밝혀낸 뒤 증상이 호전될 수 있도록 합니다.

수면일지는 그날그날의 기상시간, 취침시간, 수면의 질 등을 도표 형태로 기록하는 작업입니다. 시간을 정확히 따져가며 완벽하게 쓸 필요는 없습니다. 그럴 경우 외려 문제가 더 심각해질 수 있습니다.

수면일지를 쓸 때는 먼저 취침시간과 기상시간을 기록합니다. 밤에 잠을 잔 시간뿐만 아니라 야간 수면 중 잠이 깬 시간이나 낮잠을 잔 시간도 함께 기록합니다. 잠을 잔 시간은 빗금으로 표시하고, 불면증에 시달렸다고 생각한 시간은 빈칸으로 비워둡니다.

수면일지 사용법은 책의 마지막에 자세히 정리해두었으니 자신의 수면 패턴을 알아보는 자료로 잘 활용해보시기 바랍니다. 이러한 수면일지는 수면 위생법으로 불면증을 치료할 때나 행동 교정 치료를 행할 때 반드시 함께 이용되는 방법입니다.

수면 패턴을 분석해준다는 스마트 밴드나 스마트 워치가 많지만, 그 정확도에 대해선 아직 논란이 많으므로 이를 과신하진 말아야 합니다. 다만 이들 기기에서 제공하는 휴지기-활동기 관련 분석 내용은 꽤 신빙성이 있습니다. 수면 시간과 기상시간을 자동으로 기록해 수면일지를 써주기 때문입니다. 이런 면에서는 꽤 흥미로운 조사 자료이자 동기 부여가 됩니다.

잠을 부르는
불면증 치료법

2차성 불면증인 경우에는 불면증을 유발하는 잠재 요인의 치료가 필수적인데, 수면 장애만을 겨냥한 치료 역시 효력은 있습니다. 일차성 불면증일 때와 마찬가지로 수면 장애를 치료하거나, 추가적인 치료로 수면 문제를 해결해 수면 부족 때문에 다른 병이 지속되지 않도록 하고, 원래의 병이 다 나은 뒤에도 불면증이 남아 있지 않도록 하는 것입니다.

수면 위생 관리

이는 불면증 치료에 있어 가장 중요한 요소입니다. 불면증 유형에 관계없이 가장 간단하면서도 보편적으로 적용되는 방식으로, 불면증이 없더라도 삶의 질을 높이는 데에 도움이 됩니다. 수면 위생법의 원칙은 매우 엄격하지만, 그 효과만큼은 확실합니다.

① 규칙적인 시간에 일어나도록 합니다.

아침에 굳이 일찍 일어날 필요가 없는 날이라도 반드시 정해진 시간에 일어납니다. 아침 운동이나 온수 샤워, 양질의 고단백 아침 식사, 여름에는 자연광, 겨울에는 부드러운 조명으로 빛에 노출되는 등 기상 후 신체에 자극이 되는 활동을 합니다.

② 낮 동안에는 두뇌와 신체 활동을 함으로써 수면-각성 리듬의 격차를 높이고, 피로도를 높여 밤잠이 잘 오도록 합니다.

오후 2시 이후로는 커피나 차 등 자극적인 음식 섭취를 삼갑니다. 카페인이 제거되기까지 시간이 필요해 밤에 잠이 잘 안 오거나

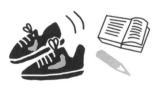

한밤중에 잠이 깰 우려가 있기 때문입니다. 낮잠은 대부분의 사람들에게 이롭지만 불면증을 앓는 경우라면 자제해야 합니다. 야간 수면 욕구를 최

대치로 유지해야 하므로 부득이하게 낮잠을 자더라도 20분은 넘기지 말아야 합니다.

③ 저녁 시간 지나치게 자극적인 활동도 피합니다.

운동이나 비디오 게임, LED 조명이
나 스마트폰, 태블릿 같은 전자기기
의 불빛, 업무, 가사 노동 등도 자제
하는 편이 좋습니다. 저녁 식사는 지방
이나 단백질보다 저혈당 식품 위주로 가
볍게 하는 편이 좋으며, 취침 전 최소 1시
간 30분 이전에 섭취해야 합니다. 독서나
음악 감상, 거실에서의 TV 시청 등 차분하고

편안한 활동은 괜찮지만 뜨거운 물에 하는 목욕은 권장되지 않습
니다. 목욕을 하면 우리 몸이 이완되기는 하지만 체온이 높아져
수면에는 방해가 될 수 있습니다. 잠자리에 들기 30분 전에는 흡
연도 삼가는 게 좋습니다.

④ 침대에는 잘 때만 눕고, 기상시간까지 시간 여유가 있어야 하며, 수
면을 위한 최적의 환경을 갖춰야 합니다.

침구류는 편안해야 하며 방 안 온도는 너무 덥지 않게 18도에서
20도 사이로 맞추고, 적절한 환기가 이뤄지도록 합니다. 어둡고

조용한 상태에서 반려 동물을 곁에 두지 않고 자야 합니다. (이 문제에 대해서는 학계의 연구 결과가 일치하지 않는 편인데, 어떤 사람들은 강아지나 고양이가 곁에 있어야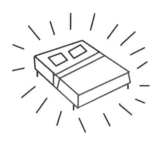

만 안심하고 잠들기 때문입니다.) 중간에 깼을 때는 시간을 보지 않도록 하고, 지금이 몇 시쯤 되었을지 생각하며 초조해하지 않도록 합니다.

심리 치료

인지 치료와 행동 치료는 불면증 개선에 상당한 효능이 있다고 알려져 있습니다. 특히 '수면 재교육'이 가능한 만큼 장기적인 치료 효과가 두드러지는 편입니다. 게다가 인지 및 행동 치료는 모든 의료 기관에서 제안하는 1차 치료법으로 다음과 같은 방법들을 사용합니다.

① 신체 긴장을 완화하고 불안감을 낮추는 생각에 집중하세요.

여러 가지 이완 요법이 있지만 공통적으로 추구하는 것은 모두 스트레스와 관련한 신체 긴장을 완화하고 불안감을 낮추는 생각에 집중하는 것입니다. 명상이나 마음 챙김 수행, 기도, 지압, 요가 등도 이완 효과가 뛰어난 훈련법입니다.

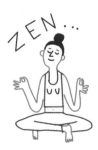

② 침실이 수면 욕구를 자극하는 곳이 되도록 만듭니다.

잠자리에 드는 순간과 침실이 곧 수면 실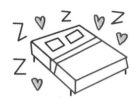
패와 스트레스의 원인이 되었다는 생각
에서 출발하는 이 방법은, 침대가 다시
수면 욕구를 자극하는 곳이 되도록 하는

데 주안점을 둡니다. 그러자면 우리가 정말로 피로감을 느끼고 잠을 잘 만한 상태가 되었을 때에만 침대에 누워야 합니다. 침대는 물론 침실 그 자체를 오로지 수면 및 연인과의 관계만을 위한 장소로 만드는 것입니다. 누운 지 15분 후에도 잠이 들지 않거나 깨어 있다면 지체 없이 침대에서 일어나야 합니다. 그리고 침실을 나가 은은한 조명이 있는 곳에서 차분한 활동을 한 뒤 다시 졸음이 느껴질 때에만 침대에 눕습니다.

③ 더 자고 싶은 마음이 없다면 즉시 자리에서 일어나야 합니다.

자명종을 활용해 늦어도 매일 같은 시간에 일어나도록 하며, 주말에도 동시간대 기상을 유지하는 편이 좋습니다.

④ 낮잠을 피해야 저녁 때 수면 욕구가 비축될 수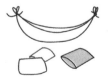
있습니다.

⑤ 인지 치료를 받아볼 수 있어요.

인지 치료는 심리 치료 질문지와 상담을 통해 이뤄집니다. 치료사는 불면증에 대한 환자의 극단적인 생각과 불안한 마음을 고치도록 도와줍니다. 가령 "아예 잠을 다 잃었어요"라든가 "약 없으면 못 자요" "정말 미쳐버릴 것 같아요" 같은 마음을 바로잡아주는 것입니다.

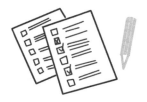

⑥ 침대에서 보내는 시간을 엄격하게 정해두세요.

쉽게 잠이 들고 숙면을 취하려면 침대에서 보내는 시간을 제한해 수면의 압박을 늘려야 합니다. 즉, 불면증이 있더라도 우리 몸이 요구하는 자연적인 수면 욕구를 극대화하는 것입니다. 이를 위해 침대에 누워 있는 시간을 실제 잠을 자는 시간(예: 6시간)으로만 엄격하게 정해둡니다. 수면 시간이 다소 짧다고 볼 수도 있지만, 수면 부족을 우려하는 사람에겐 꽤 넉넉한 시간으로, 불면증 치료에도 효과가 있습니다.

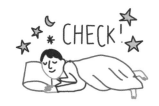

⑦ 가급적 오래 깨어 있으려고 노력해봅니다.

잠을 자려고 애쓸수록 잘 잘 수 있을 것인가에 대한 불안감은 더욱 커집니다. 그런 불안감 때문에 잠들지 못할 위험이 더욱 높아지지요. 따라서 역설지향 치료에서는 잠옷과 침대, 어두운 소등 상태 등 잠을 위한 최적의 환경을 조성한 가운데 가급적 오래 깨어 있으려는 노력을 해보라고 제안합니다. 이렇게 하면 잠을 유도하는 한편 잠자려는 마음 때문에 생기는 수면에 대한 심리적 압박을 줄일 수 있습니다.

약물 치료

현재 불면증 치료제로 주로 사용하는 수면제는 벤조디아제핀이나 Z-Drug 계열 약물입니다. 이들 수면 제제는 수면 시간을 즉각 늘려주는 효과는 있지만 수면의 질적인 측면에서는 별 효과가 없으며, 장기적으로는 외려 악영향을 미치는 것으로 알려져 있습니다. 따라서 수면제는 가급적 단시일 내에 사용해야 하며, 가능하다면 아예 쓰지 않는 편이 좋습니다.

사실 수면제라는 용어 자체가 기만적인데, 이 약제들은 기껏해야 진정제 정도밖에 되지 않기 때문입니다. 지금까지의 의학 수준으로는 원래의 자연스러운 수면과 신체 기능 회복을 가능하게 하는 약이 존재하지 않습니다. 게다가 주간 졸음이나 사건수면, 기억 장애 등의 부작용이 생길 우려가 있고, 시간이 갈수록 점점 약효가 빠르게 사라지고 의존성마저 생길 수 있습니다.

따라서 이러한 약제의 처방은 가급적 피해야 합니다. 환자의 고통을 줄이기 위해 처방이 불가피한 경우가 있지만, 단기적인 효과 밖에 기대하기 어렵습니다. 그 외 옳고 그름의 여부를 떠나 다른 약제도 처방할 수 있지만, 관련된 질병 치료의 목적이 있어야만 약 처방이 가능합니다. 우울증이 있어야 항우울제의 처방이 가능한 식이지요.

　마지막으로 살펴볼 물질은 멜라토닌입니다. 인체의 리듬을 조절해주는 물질인 멜라토닌은 시차가 있는 지역으로 여행을 갔거나 나이가 든 경우처럼 우리의 생체리듬이 비정상적인 상황에서 수면 신호를 보내줍니다. 따라서 불면증에 대한 효능은 제한적일 때가 많습니다. 멜라토닌은 생체 작용을 하는 속성 때문에 어떤 경우든 전문의의 초진 후 처방이 이뤄져야 합니다. 그래야 그냥 약국에 가서 사는 경우와 달리 적절한 복용량과 효과적인 처방전을 얻을 수 있기 때문입니다. 특히 출처도 모르는 약을 인터넷으로 주문해서는 절대 안 됩니다.

대안 요법

대표적인 치료법 외에 여러 다른 대안 요법도 존재합니다.

① 약초

현재까지 경미한 수준의 불면증에 효능을 보인 유일한 약초는 발레리안입니다. 다른 식물과 에센셜 오일은 수면에 미치는 유효 작용이 밝혀지지 않았지만, 불안증에 좋은 꽃시계덩굴이나 금영화처럼 일부는 불면증의 원인을 개선할 수 있습니다. 이 작물들은 즉각적인 효능을 보이지는 않지만, 자주 수면제를 복용하는 것보다는 훨씬 덜 위험하다는 이점이 있습니다.

② 동종요법과 식단 조절

동종요법이나 식단 조절이 불면증에 미치는 효과는 아직 확인되지 않았습니다. 글루텐 프리 식단처럼 유행하는 식단의 경우도 글루텐 불내성 환자 외에는 그 효과가 밝혀진 바 없습니다. 다만 실험 삼아 저녁 때 유제품을 피해보는 건 효과적일 수도 있습니다.

③ 최면요법

최면요법에서는 자가 최면 기술을 숙달하여 스스로 마음을 내려놓고 안정을 취하도록 훈련함으로써 수면을 유도합니다. 특 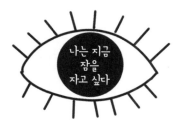 히 불안성 불면증을 앓는 경우 도움이 될 수 있습니다.

굿밤을 보내는 7가지 철칙

① 비극적으로 생각하지 않도록 합니다.

밤잠을 설친다는 게 그렇게 심각한 일은 아닙니다. 다음 날은 편안한 밤을 보낼 수도 있으니 마음을 편히 먹는 것이 좋습니다.

② 자신에게 맞는 수면 시간을 찾은 뒤 반드시 이를 엄수합니다.

사람들은 늘 "하루에 몇 시간을 자야 하나?"라는 질문을 던지지만 그에 대한 답은 없습니다. 적절한 수면 시간이란 기력을 회복하고 낮 동안 효율적으로 일할 수 있을 만한 시간으로 사람마다 다르기 때문입니다. 만약 이와 같은 수면 시간이 지켜지고 있다면 그건 불면증이 아닙니다.

③ 매일 정해진 시간에 잠자리에 듭니다.

그날그날 잠자는 시간이 바뀌면 안 되며, 주말이라도 예외 없이 정해진 시간에 자야 합니다.

④ 침대에서 보내는 시간을 적당히 유지합니다.

침대에서 충분한 시간을 보내야 하지만 너무 많은 시간을 침대에서 보내도 좋지 않습니다. 이는 불필요할뿐더러 불면증을 불러오기도 합니다.

⑤ 조금씩 수면을 유도합니다.

차분하고 이완되는 활동을 통해 몸이 조금씩 수면을 준비하도록 유도해야 합니다. 식사는 반주 없이 가볍게 침실과 먼 곳에서 하고, 뜨거운 물로 목욕하지 않도록 하며, 저녁 시간 운동은 자제하고 전자기기는 멀리합니다.

⑥ **수면제는 가까운 약국의 폐기함에 버리세요.**

수면의 질을 보장하면서 부작용도 없는 가장 좋은 수면제는 그리 먼 곳에 있는 게 아닙니다. 우리의 뇌가 세상에서 제일 좋은 수면제를 직접 만들어서 수면 상태를 조절해주기 때문입니다. 우리는 그저 올바른 수면 위생법을 지킴으로써 몸의 이러한 수면 기제가 원활하게 작용할 수 있도록 뒷받침해주기만 하면 됩니다.

⑦ **적절한 수면 환경을 조성합니다.**

편안한 침구, 소음 없이 어두운 환경, 적절한 방 온도 등 잠이 잘 오는 환경을 만들어야 합니다.

수면제, 바르게 알고 먹자

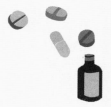

양귀비나 마리화나, 벤조디아제핀 계열의 약물 등 수면 성분의 힘을 빌려 잠을 잤다면 진짜로 잠든 게 아닙니다. 이는 기껏해야 경미한 마취 효과를 본 것에 지나지 않습니다.

서양의학에서와는 달리 동양의학에서 불면증은 병리적 증상에 해당하지 않습니다. 내외적인 원인으로 인한 근심에 대한 정상적인 반응으로 보는 것입니다. 이러한 관점에서 보면 불면증 환자를 억지로 잠들게 하려는 것 자체가 말이 되지 않습니다. 잠을 제대로 이루지 못하게 하는 원인을 제거할 수 있도록 도와주면 그만이기 때문입니다.

수면제의 역사

수백 년, 수천 년 동안 서양에서 불면증의 유일한 치료법은 모르핀의 원료가 되는 양귀비나 마리화나뿐이었습니다. 뒤늦게 '클로랄'이란 성분이 수면 치료에 사용되었지만, 과량 복용 시 독성이 생기고 중독의 가능성 때문에 지금은 폐기되었습니다. 페노바르비탈(독일 바이엘사의 루미날®) 같은 바르비탈계 약품도 있었지만, 같은 이유로 극히 일부의 악성 간질 환자를 제외하고는 더 이상 사람에게 사용되지 않습니다.

이후 벤조디아제핀 계열의 신경안정제가 사용되었는데, 벤조디아제핀의 발명 이후로 상당히 많은 진전이 있었습니다. 바르비탈 중독에 의한 사망이나 자살 사건도 더 이상 눈에 띄지 않았고, 벤조디아제핀에는 즉각적인 독성도 거의 없기 때문입니다. 다량을 복용하면 혼수상태에 빠질 수 있지만 결코 치명적인 상태에 이르진 않습니다. 의대 재학 시절의 저의 지도교수 역시 "벤조디아제핀은 기간이나 분량에 개의치 않고 원하는 만큼 얼마든지 처방할 수 있다"고 말씀하셨습니다.

진정제, 안정제, 근육경련방지제, 항간질제 등 벤조디아제핀 계열의 모든 약물은 근긴장 이완 효과, 진정 효과, 불안 완화 효과, 항경련 효과, 기억 소실 효과, 호흡 억제 효과 등 6가지 특성을 갖고 있습니다. 따라서 이 약의 장단점도 이로 미루어 판단하면 됩니다.

마지막에 등장한 수면제는 졸피뎀Zolpidem, 조피클론Zopiclone 등 약물명이 Z로 시작하는 Z-Drug(Z계열) 약물입니다. Z계열 수면제도 타깃이 되는 수용체에 좀 더 선택적으로 작용하는 벤조디아제핀에 지나지 않습니다. 하지만 이들 약제의 단점을 인식하고 경고하기까지는 수십 년의 시간이 필요했는데, 이는 실로 심각한 공중 보건 문제가 아닐 수 없었습니다. 매년 이 약품들이 수백만 개씩 판매되었기 때문입니다.

수면제 복용의 위험성

수면제의 위험이라고 하면 제일 먼저 의존성의 문제를 떠올리기 쉽습니다. 물론 이러한 위험성도 있지만, 이는 생각보다 그렇게 심각한 위험이 아닙니다. 사실 술이나 마약에 비한다면 인체에 그리 큰 악영향을 미치지는 않기 때문입니다. 게다가 당뇨 환자의 인슐린 의존도가 문제되지 않는 것처럼 약제 성분의 효과만 주효하다면 의존도는 큰 문제가 아닙니다. 수면제의 의존도 문제가 생기는 이유는 갑작스러운 투약 중단에 있지 않을까 싶습니다. 이런 경우 수면제 성분이 상당한 불쾌감을 초래하면서 경련을 동반한 악몽이나 혼돈, 혼란 등의 기타 감각 이상과 함께 불면증을 유발하기 때문입니다.

한 번은 수면제에 관한 영국의 한 연구를 보고 크게 놀란 적이 있습니다. 그것은 16년 이상 10만 명 이상의 피험자 집단을 추적한 후향성 연구로, 1998년과 2001년 사이에 불안완화제 및 수면제를 처방받은 한 집단(34,727명)과 동기간에 벤조디아제핀 계열의 약제를 처방받지 않은 또 다른 집단(69,418명)을 비교 연구한 결과였습니다. 조사는 최소 0.1년에서 13.4년으로 평균 7.6년간 지속되었으니 어마어마한 규모의 연구가 아닐 수 없습니다. 그렇다면 과연 연구 결과는 어떻게 나왔을까요?

심신 동반성 질환, 수면 장애, 그 외 다른 의약품 복용 등 여러 가지 복합적인 요소들을 감안하더라도 벤조디아제핀 계열 혹은 Z계열 약품을 복용한 환자들은 그렇지 않은 사람들보다 사망 위험이 거의 2배 더 높았습니다. 복용량이 많을수록 사망률은 더 높았으며, 조사 첫해에만 불안완화제나 수면제를 복용한 환자들의 경우

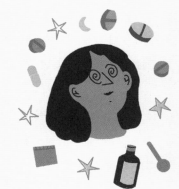

역시 사망률이 높았습니다. 해당 약품을 처방받은 사람들의 조사 전체 기간 누적 사망률은 100명 당 26.46명이었던 데 반해 실험 대조군의 사망률은 100명 당 16.82명에 불과했습니다.

조사 첫해에 사망한 사람들을 제외하면, 맨 처음 약 처방 후 평균 7.6년간 해당 약품의 복용과 관련해 사망한 사람이 100명 당 4명씩 추가로 발생하는 것으로 나타났습니다. 겉으로는 별것 아닌 것처럼 보이는 이 약을 몇 달만 복용하더라도 사망 위험이 높아진다는 말이니 간담이 서늘해지지 않을 수 없습니다. 게다가 이렇게 위험한 약 처방이 별다른 주의 없이, 즉 잠재적인 위험성에 대한 고지 없이 이뤄지는 것도 놀랍습니다.

수면제의 올바른 사용법

수면제 사용의 철칙은 가능한 한 적은 양을 가급적 짧은 기간 내에 사용해야 한다는 점입니다. 그래서 의사들도 수면제 처방을 할 때에는 항생제 처방 때와 마찬가지로 투여 기간을 반드시 명시해야 합니다. 정확한 복용 기간에 대해 미리 인지하고 있으면 투약 중단에 따른 문제가 전혀 생기지 않습니다.

그런데 나라마다 사용 기한을 정해 규제하고 있음에도 수개월, 수년간, 나아가 수십 년 동안 수면제를 사용하는 사람이 적지 않습니다. 게다가 대개는 이 약 하나만 먹는 것도 아닙니다.

가장 위험한 수면 제제는?

벤조디아제핀 계열의 약물을 사용할 때에는 3가지를 명심해야 합니다.

- 반감기: 반감기란 약 성분의 절반이 사라지는 데 걸리는 시간을 말합니다.

7-8시간 정도 잠을 자게 해준다는 일부 수면제의 반감기는 200시간에 달하기도 합니다. 이 말은 곧 해당 약 성분이 전부 사라지기까지 5배의 시간이 걸린다는 뜻인데, 그렇다면 총 1000시간은 지나야만 성스러운 수면 왕국에서 외부의 불순분자가 모두 사라진다는 말이 됩니다.

- 활성 대사산물: 인체에서 직접적으로 제거되지 않고 다른 형태의 활성화 성분으로 변화하는 의약 성분들도 많습니다. 이런 경우, 동일 수용체에 경쟁적으로 작용하는 모든 성분들 내의 복잡한 상호작용이 나타날 수도 있다는 점을 인지한 상태에서 반감기를 계산해야 합니다. 실제로 벤조디아제핀 계열의 약들은 옥사제팜과 알프라졸람을 빼고 모두 활성 대사산물을 갖고 있습니다.

- 빠르게 의존도가 높아질 가능성: 그중에서도 의존성 위험이 가장 높은 것은 알프라졸람과 로라제팜 계열의 약물들입니다.

요컨대 수면 리듬을 정상화하기 위해 수면 위생법을 따르고 인지 치료, 행동 치료, 멜라토닌이나 약초 복용 같은 조치를 취해봐도 불면증이 낫지 않을 때 최후의 수단으로 수면제를 활용해야 합니다. 따라서 수면제는 2차 치료, 나아가 3차 치료법이 돼야지 일차적으로 쓸 치료법은 아닙니다. 불면증에 관한 한 약초나 심리 치료를 우선적으로 시행해야 하며, 약물 치료는 대안 치료가 되어야 합니다.

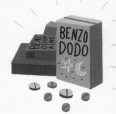

독자들도 이제는 벤조디아제핀 계열의 약물이 가진 위험성에 대해 이해했으리라 생각합니다. 하지만 매우 오래전부터 이 약에 의존하고 있어서 결국 본의 아니게 이 약을 계속 처방해야 할 때가 있습니다. 만약 어떤 환자가 20년 이상 조피클론 반 알 씩을 먹어왔고 더 이상의 증량 없이 현재의 투약량에 만족하고 있다면, 본인도 원치 않는 투약 중단을 굳이 강요해서 이 사람 인생을 엉망으로 만들 필요는 없습니다. 그가 원하는 건 단 하나, 지금과 같은 투약 방식을 유지하는 것뿐이니까요.

다른 수면 약제

앞서 열거된 수면 치료법도 다 써보고 기본적인 약물 치료를 모두 해본 뒤에도 여전히 불면증이 낫지 않을 수 있는데, 이럴 때는 다음과 같은 약물을 사용하기도 합니다.

① 시아메마진, 레보메프로마진 등의 신경이완제나 항정신질환제
이들 약품은 특히 사용하지 말아야 하는 약제입니다. 도파민을 차단해 쾌감을 차단하고 창의력을 억제하는 것은 물론 삶의 재미까지 앗아갈 수 있기 때문입니다. 따라서 우울증이나 체중 증가를 초래할 수도, 머리를 나쁘게 만들 수도 있습니다. 말 그대로 항정신질환제는 정신질환자에게만 사용해야 합니다.

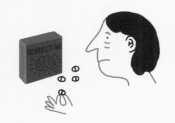

② 항히스타민제
항히스타민제는 숨겨진 정신이완제나 다름없습니다. 따라서 사용을 자제해야

할 약제 성분 중 하나입니다. 독실라민처럼 처방전 없이 구입할 수 있는 데다 약을 끊기도 쉬워 투약할 수 있지만, 그렇더라도 가능한 한 단기간만 복용해야 합니다. 히드록시진 성분은 약을 쉽게 끊을 수 있도록 해주지만 이 약제

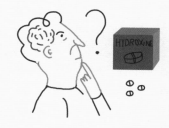

성분의 항콜린작용성이 기억력에 안 좋은 영향을 미치므로 특히 노인층에는 권장되지 않습니다.

③ 항우울제

그 모든 치료법에도 불면증이 듣질 않는다면 마지막 수단으로 생각해볼 수 있는 게 바로 항우울제입니다. 다만 항우울제의 사용에는 어느 정도 주의가 필요한데, 심박 장애를 일으켜 혈전을 유발할 수 있으므로 심전도 검사는 필수입니다. 수면 치료 목적으로 가장 많이 사용되는 항우울제는 다음과 같습니다.

- 아미트리프틸린: 아미트리프틸린은 액상으로 사용할 수 있다는 장점이 있어 소량 투여가 가능합니다. 일부 환자들은 잠자리에 들기 전 한 방울만 사용하기도 하고, 2분의 1 방울만 복용하는 경우도 있습니다. 물 한 컵에 약 한 방울을 떨어뜨린 뒤 내용물을 잘 섞어서 반만 마시는 것입니다. 같은 목적에서 독세핀이나 마프로틸린도 사용 가능한데, 삼환계 항우울제가 다 그렇듯 이 약도 입술을 마르게 하고 변비나 비뇨계 장애, 눈의 조절작

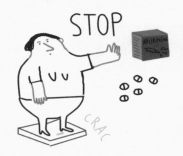

용 장애 등을 유발할 수 있습니다. 심지어 전립선 쪽에 문제가 있는 남성에게선 요폐 현상이 생길 수도 있고, 급성 녹내장이나 상당한 체중 증가를 초래할 수도 있습니다.

- 플루복사민: 플루복사민은 진정 작용을 하는 소수의 세로토닌 재흡수 억제제로, 앞의 다른 약물보다는 그 문제가 덜하지만 전체적으로는 비슷한 부작용을 보입니다.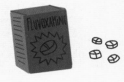

- 트라조돈: 트라조돈의 장점은 진정 효과와 항우울 효과를 동시에 보이면서도 성욕을 저해하지 않는다는 것입니다. 대신 체중이 증가할 수 있습니다.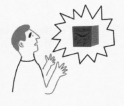

끝으로 최근 시장에는 '수보렉산트'라는 새로운 형태의 수면제가 등장했습니다. 일반적으로 사용되는 다른 수면제와 달리 중추신경계의 주요 신경전달물질인 GABA에 직접적으로 작용하지 않는 이 약의 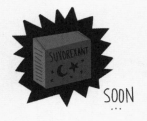 성분은 각성을 일으키는 신경호르몬인 오렉신이나 히포크레틴 같은 물질을 차단해줍니다.

'하루에 수면제 한 알 정도는 괜찮겠지'라는 생각도 금물!

주로 문제가 되는 부분은 바로 야간 수면 중 호흡 방식입니다. 사실 밤에 잘 때는 누구나 무호흡 증상을 보이는데, 보통 잠잘 때 시간당 10초 이상의 무호흡이 5회 미만으로 발생합니다. 하지만 진정제를 복용할 경우에는 이 횟수가 급격히 늘어납니다.

필자가 발표한 연구 결과에서도 브로마제팜 제제를 알약으로 4분의 1 크기만큼 저녁 7시에 복용한 경우, 수면 중 무호흡 횟수가 2배 더 늘어난 것으로 나타났습니다. 특히 와인 한 잔을 마셨을 때와 똑같이 무호흡 기간이 2배 더 늘어났습니다. 평범한 생리적 현상이 병리적 증상으로 바뀐 것입니다. 알다시피 수면 중 무호흡 증후군은 심근경색증, 심장발작, 심부전증, 고혈압, 심박장애 등의 위험을 현저히 증가시킵니다. 그러니 결과는 불 보듯 훤한 것이지요.

이러한 약들을 복용했을 때 알츠하이머병 같은 치매성 질환의 위험을 높인다는 관련 연구도 많습니다. 물론 솔직히 말해 벤조디아제핀 계열의 약물과 알츠하이머병의 유병률 사이에 상관관계가 존재하지 않는다고 주장하는 상반된 연구도 없지는 않습니다. 다만 이러한 약물의 복용을 가급적 피하는 게 좋다는 점은 독자들도 잘 알 것이라 생각합니다. 사전 예방의 법칙에 따라 미리 조심하는 게 나쁠 것은 없겠지요.

소문난 불면증 치료법, 멜라토닌과 약초

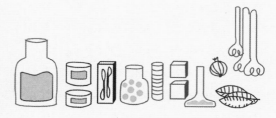

일반적인 의사들, 즉 의대에서 정식 교육을 받은 의사들이 탕약이나 에센셜 오일, 진정 효과가 있다는 식물 유래 추출물이나 엑기스 등을 처방하는 경우는 상당히 드뭅니다. 하지만 이는 굉장히 잘못된 관행입니다. 앞서 언급한 수면의 중요성과 더불어 불면증과 수면 부채의 문제점을 제대로 인지한다면, 이러한 재래식 방법에 조금 더 관심을 기울일 필요가 있습니다.

왜 그러냐고 묻는 독자들도 있겠지만, 이유는 간단합니다. 수면제 같은 약의 힘을 빌리는 것은 사실 제대로 된 잠을 자는 것이라 볼 수 없기 때문입니다. 이는 그저 일시적인 의식 소실 효과를 유발하는 경미한 마취로서, 그저 약의 힘으로 불면증의 고충을 잠시 피해가는 것에 지나지 않습니다. 어찌 보면 약의 도움을 받는 것 같지만 실제로는 약의 피해자가 되는 꼴입니다. 약에 의존한 잠은 진짜 잠이 아니니까요. 그렇게 인위적으로 잠을 잘 경우, 자연스러운 수면이 가져다주는 이점들을 누리지 못합니다. 만성적으로 수면제를 복용하는 사람들의 사망률이 일반인보다 높은 이유도, 이들에게서 알츠하이머병 같은 치매 증후군의 발병률이 높은 이유도 바로 여기에 있습니다.

그럼에도 잠들기 전 수면제의 욕구를 뿌리칠 수 없다면 어떻게 해야 할까요? 즉, 그 효과가 입증된 과학적인 치료법을 써서 잠을 자고 싶다면 어떻게 해야 할까요? 답은 간단합니다. 단 2가지, 멜라토닌과 약초만 있으면 됩니다.

멜라토닌

어두울 때 우리 뇌에서 만들어지는 이 호르몬은 그 중요도가 높은 만큼 언론의 각광도 많이 받고 있습니다. 하지만 그렇다고 멜라토닌이 수면 호르몬인 것은 아닙니다. 멜라토닌은 그저 수면을 예고하는 호르몬으로서, 매일 밤 우리에게 이제 곧 잘 시간임을 알려주는 역할을 합니다.

멜라토닌의 분비를 위해서는 미등같이 은은하게 어두운 불빛에 노출되어야 합니다. 반대로 멜라토닌의 생성을 막으려면 환한 불빛에 노출되면 됩니다. 따라서 올바른 수면 건강을 위해 반드시 지켜야 할 2가지 철칙이 있습니다. 하나는 매일 아침 햇빛이나 환한 불빛에 노출되는 것이고, 다른 하나는 저녁 시간의 전자기기 사용을 자제하는 것입니다. 전자기기의 청색광은 적색광과 달리 멜라토닌의 분비를 즉각적으로 차단하기 때문입니다.

멜라토닌은 코르티솔이나 인슐린 같은 다른 호르몬과 달리 호르몬 성분이 있다고 해서 그 분비가 차단되지는 않습니다. 이는 멜라토닌이 그 자체로 독성이 없는 만큼 이에 대한 피드백 작용이 일어나지 않아 완벽하게 무해한 성질이기 때문입니다. 그러므로 장기간 많은 양의 멜라토닌을 복용한다고 해서 이를 만들어내는 솔방울샘의 활동이 중단되지는 않습니다.

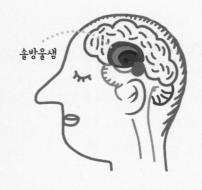

솔방울샘

수면제와 달리 멜라토닌 약제에는 원할 때 많은 양의 수면을 취할 수 있도록 해주는 강력한 효과는 없습니다. 다만 수면 환경이 조성되었을 때 자연스레 수면을 유도하는 기능이 있습니다. 그러므로 멜라토닌은 그 성격상 일종의 생태 호르몬이라고 할 수 있지요. 네덜란드 학자들의 한 연구로 멜라토닌의 무해성이 입증되기도 했습니다.

또한 멜라토닌이 체내에서 굉장히 빨리 파괴된다는 점도 유념해야 합니다. 복용 후 20-30분이 지나면 약 성분이 전혀 남아 있지 않으니까요. 따라서 멜라토닌은 우리 몸에 보내는 수면 신호로 봐야지, 수면제의 대체 치료제로 봐서는 안 됩니다. 플라시보 효과보다 부작용이 거의 없는 이유도 이로써 설명됩니다. 기껏해야 피로나 졸음 정도의 부작용이 드물게 보고될 뿐이고, 복약 이후 나타나는 몇 가지 증상 역시 순수하게 약효에 의한 부작용이라기보다는 수면 시간이 늘어나면서 생긴 결과일 가능성이 큽니다. 전보다 수면 시간이 늘어나면 대개 며칠은 피곤하게 마련이니까요.

다만 안전한 사용법과 관련해 유일하게 생길 수 있는 문제 한 가지는 '효소 유도'의 측면입니다. 멜라토닌은 간 효소를 비롯해 다른 약 성분을 파괴하는 효소의 활동을 늘리기 때문입니다. 이 약을 써서 크게 문제가 된 적은 한 번도 없었지만, 혹 혈전방지제를 복용하는 사람들에게는 주의 차원에서 혈액 응고 지수를 확인해보라고 권합니다. 나비의 날갯짓 하나만으로 생각보다 많은 것들이 달라질 수 있으니까요.

멜라토닌의 3가지 형태

① 속방형(약물이 즉시 방출되는 정제약) 멜라토닌

졸음이 오는데도 잠을 못 자는 경우, 혹은 밤샘이나 당직, 시차 적응 때문에 잠
자는 시간대가 바뀌어 잠을 못 자는 경우의 젊은 환자들에게 주로 사용되는 멜
라토닌의 형태입니다. 잠들기 원하는 시간 약 20-30분 전에 복약하는 것이 권
장되며, 복용량은 0.5밀리그램에서 5밀리그램으로 서서히 늘려갑니다.

② 서방형(약물이 서서히 방출되는 정제약) 멜라토닌

서방형에는 몇 가지 형태가 존재합니다.

* 서카딘서방정 2밀리그램은 전문의약품으로 분류되어 의사의 처방전에 따
  라 약국에서만 구입할 수 있습니다. 레트 증후군, 특정 유형의 자폐증 같
  은 희귀병을 앓는 아이에게 사용되는 경우 그 효과가 매우 뛰어납니다. 제
  약 연구원들은 밤새 약효가 지속되고 멜라토닌의 생리학적 분비를 흉내
  낸 생약 성분의 멜라토닌 알약을 만들어냈는데, 공식적으로 이 약에 효능
  을 보이는 증상은 55세 이상에게서 나타나는 일차성 불면증입니다. 이 나
  이 때부터 솔방울샘의 석회화가 심해지고 멜라토닌의 분비가 줄어들기 때
  문입니다. 이 경우 멜라토닌은 호르몬 대체
  제로서의 용도가 두드러집니다. 또한 굳이
  서카딘서방정이 아니더라도 멜라토닌 성분
  의 약제는 모두 치매 증상 중 발현되는 야
  간 흥분 장애에 뛰어난 효능을 보입니다.

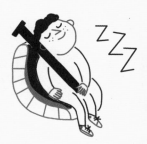

- 유럽에서는 1밀리그램 함량의 알약 형태로 판매되는 멜라토닌을 약국이나 건강식품 판매점에서 구할 수 있습니다. 이중막으로 코팅된 제품도 있는데, 첫 번째 막은 쉽게 벗겨지지만 두 번째 막은 서서히 분해됩니다. 아울러 멜라토닌은 모든 항산화 물질 가운데 가장 뛰어난 항산화 효과를 보이기 때문에 여기에 비타민 D와 E, 혹은 마그네슘을 첨가하여 기능성 건강식품으로 만드는 제조업체도 있습니다. 이론적으로는 항암 항노화 제품일 뿐만 아니라 알츠하이머병 같은 퇴행성 질환을 예방하는 제품이기도 하지요. 하지만 애석하게도 이를 뒷받침해줄 만한 학술적인 연구 결과가 없습니다. 멜라토닌은 천연 호르몬이라서 특허 대상이 되지 못하고, 수억 원을 쏟아 부어 연구 결과를 발표해봤자 얼마 안 가 경쟁사에게 도움이 될 연구를 할 뿐이기 때문입니다. 게다가 공공 연구기관조차 이런 연구를 시도하지 않습니다. 인구의 40퍼센트 이상이 앓고 있는 불면증을 해소하고 퇴행성 신경 질환이나 기타 암 질환을 예방하는 데 도움이 될 수도 있는데 말입니다.

③ 분사형 멜라토닌

분사형 멜라토닌은 야간 수면 중 잠에서 깼을 때에만 제한적으로 사용합니다. 혀 밑에 뿌려주면 직접적으로 뇌에 도달하기 때문입니다. 이 또한 그 효과를 입증하는 관련 연구는 나와 있지 않지만, 사용해본 환자 대부분 약효가 좋다고 이야기합니다.

약초

수면 효과가 좋다고 알려진 가장 유명한 약초 3가지는 꽃시계덩굴과 발레리안, 그리고 캘리포니아양귀비로도 불리는 금영화입니다. 약초를 이용한 수면 치료는 이미 수천 년 전부터 그 효능이 입증되어왔으므로 이러한 약초의 사용은 재론의 여지가 없습니다.

꽃시계덩굴의 경우 유럽에서는 시판 승인도 받았기 때문에 스페인이나 벨기에 같은 일부 국가의 의사들은 공식적으로 이를 처방해주기도 합니다. 또한 이중맹검법double blind test으로 위약성분 및 옥사제팜(안정제) 성분과 대조 실험을 해본 결과, 불안증에 상당한 효과를 보이면서도 무해하다는 점이 입증되었습니다. 그렇다면 자연히 불면증에도 효능이 있다는 말이 됩니다. 불안증은 불면증을 유발하는 가장 흔한 인자 중 하나이기 때문입니다.

약초로 활용할 식물들은 잘 말린 뒤 뜨거운 물에 달여서 먹을 수 있습니다. 이렇게 하면 수용성 활성 성분도 얻을 수 있고, 맛도 좋아집니다. 예외가 있다면 발레리안인데, 이 약초는 맛이 꽤 고약합니다. 달여서 먹을 때의 단점은 일정량의 물과 함께 섭취하게 되어 밤에 자다가 화장실에 갈 수도 있다는 것입니다. 이는 각성의 한 원인이 되기도 합니다.

생약초의 엑기스 역시 알약이나 액상 등의 규격화된 형태로 추출하여 판매됩니다. 약초의 약리 작용은 함유 성분의 다양성과 해당 성분의 농축 정도에 따라 달라지는데, 이는 곧 추출 방식이 약리 작용에 영향을 준다는 뜻이기도 합니다. 그리고 각 제약 회사별로 추출 기법도 다르지요. 따라서 살충제 성분이 없는 제대로 된 식물로부터 올바른 추출 기법으로 제품을 만드는 믿음직한 회사를 골라 구입하는 편이 좋습니다.

이 3가지 약초 외에 산사나무, 멜리사, 홉, 보리수, 라벤더, 카모마일 등의 약용 식물도 있습니다. 일부 환자들은 집에서 이런 식물들을 키우며 매일 저녁 목욕물에 이파리를 담가 목욕을 하기도 하는데, 그렇게 하면 서서히 진정 효과를 볼 수 있습니다. 불면증이 우울증과 결합된 경우, 사프란과 홍경천, 고추나물과 홍경천의 조합이 좋습니다. 소화계에 문제가 있거나 임신을 한 경우에는 멜리사를 권장합니다.

끝으로 에센셜 오일에 대한 이야기를 하지 않을 수 없는데, 이와 관련한 연구가 거의 없어 개인적으로는 실제로 그 효과를 체험하지 못했습니다. 다만 라벤더 오일은 베개에 몇 방울 떨어뜨리면 유용할 듯합니다.

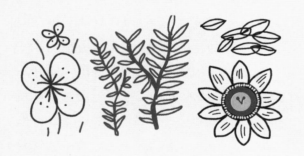

잘 자려면 무엇을 먹어야 할까?

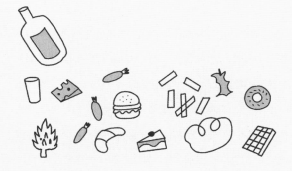

"아침은 황제처럼 먹고, 점심은 상인처럼 먹고, 저녁은 거지처럼 먹으라."

시간이 갈수록 중국 사람들의 이 오랜 지혜가 정말로 맞는 말 같습니다. 몸매도 유지하고 잠도 잘 자고 싶다면 저녁 때 가능한 한 적게 먹는 편이 좋기 때문입니다. 오후 4-5시 이전에 먹은 건 신체 활동으로 모두 열량이 소진되어 뭐든 다 살이 찌지 않습니다.

반면 그 후에 섭취한 건 수면을 통해 전부 다 우리 몸에 비축됩니다. 만약 과체중이고 당뇨가 없는 상태라면 오후 5시 이후에는 군것질도 하지 말고 아무것도 먹지 말아봅시다. 그러면 딱히 다이어트를 하지 않고도 놀라운 변화를 경험할 수 있을 것입니다.

아침은 고열량식, 저녁은 저열량식

신체 리듬 면에서 전반적으로 눈길을 끄는 기관은 바로 '간'입니다. 과거 점쟁이들은 이 신기한 장기 조직을 이용해 꿈을 해석하고 미래를 예언하기도

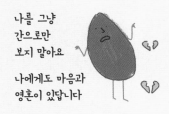

나를 그냥
간으로만
보지 말아요

나에게도 마음과
영혼이 있답니다

했습니다. 간신점으로 불리는 이 점성술은 동물의 간을 끄집어내 그 모양이나 빛깔로 인간의 운명을 점치는 것입니다. 간 표면이 거울처럼 매끄러워 점을 보기에 유용했기 때문입니다.

게다가 중국 사람들은 새벽 3시경에 잠이 깨면 간에 이상이 생긴 것이라고 생각했습니다. 실제로 이 시간쯤 잠이 깨는 경우, 간 기능 보호에 좋다고 하는 아티초크와 흑무를 이용한 치료법도 나쁘지 않습니다.

간은 새벽 3시부터 오전 11시까지 단백질 합성 작용을 하고, 오전 11시부터 오후 3시까지는 탄수화물 대사 작용을 합니다. 달리 말해 인체의 자연스러운 기능에 방해되지 않는 방향으로 가자면, 아침에 푸짐하고 자극적인 영국식 식사, 즉 계란, 베이컨, 치즈 등의 고단백 식사를 하고, 저녁에는 고기도 유제품도 소스도 소시지류도 빠진 저열량 식사를 해야 한다는 것입니다.

특히 저녁 시간의 술은 절대 금물입니다. 머스터드 소스 없이 소량의 비니거 소스만 넣은 샐러드를 먹거나 파스타, 면류 같은 저혈당지수 식품, 트립토판 성분이 풍부한 바나나, 아몬드, 코코넛 등이 좋습니다. 계란도 한 개 정도는 괜찮습니다.

마음에 위로가 되는 초콜릿도 줄여야 할까?

초콜릿도 피하는 게 좋습니다. 초콜릿에 트립토판 성분이 많이 함유되긴 했지만 그래도 카페인이 들어 있어 수면에는 좋지 않습니다. 일단 카페인이 있다고 하

면 그걸로 게임은 끝난 건데, 차나 커피, 초콜릿, 콜라, 에너지 음료 등 카페인이 함유된 음료는 오후 4시 이후 마시지 않는 편이 좋습니다. 만약 나이가 많은 편이라면 되도록 아예 안 마시는 게 더 낫습니다. 나이가 들수록 우리 몸에서 카페인을 제거하는 속도가 느려지기 때문입니다.

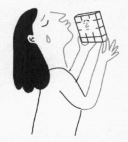

이건 그저 잠깐의 헤어짐일 뿐이야

저녁 시간 담배도 끊어야 합니다

담배가 음식물은 아니지만, 저녁 식사 후의 담배는 금하는 게 좋습니다. 물론 아예 담배를 끊으면 더 좋습니다.

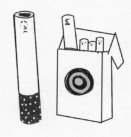

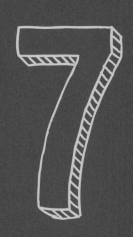

간밤에 무슨 일 있었나요?

★ 사건수면

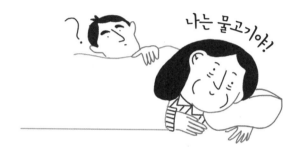

'사건수면'이라는 이 생소한 이름은 수면 중에 나타나는 비정상적인 행동들을 총괄합니다. 이러한 행동들은 병적인 증상으로 보기 어려울 때가 많은데, 대개 병세가 가볍고 별 영향을 미치지 않기 때문입니다. 각 증상들은 해당 증상이 나타나는 수면 단계에 따라 분류합니다.

자면서 말을 하는 잠꼬대

사건수면의 가장 흔한 형태는 수면 중 말을 하는 잠꼬대입니다.

전체 인구의 3분의 2에서 나타나는 증상으로, 대개는 얕은 서파수면 단계에서 나타나고 한 번 깼다가 다시 잠들었을 때 나타나는 경우가 흔합니다. 하지만 깊은 서파수면 단계나 역설수면 상태에서 잠꼬대를 할 수도 있습니다.

잠꼬대로 하는 말을 알아들을 수 있는 정도는 상황에 따라 달라지는데, 어떤 경우는 주변 사람과 대화까지 가능할 때도 있습니다. 다만 대화의 내용은 비현실적인 편인데, 가령 잠꼬대를 하는 사람이 "커튼 어딨어?"라고 물을 때 옆에서 "무슨 커튼?" 하고 물으면 "그 왜, 나무 커튼 있잖아!"라고 답하는 식입니다.

수면 중 잠꼬대를 하는 게 매일같이 나타나는 경우는 전체 인구의 1.4퍼센트로 드물며, 스트레스가 높거나 열이 있을 때, 피로할 때, 술을 마셨을 때 잠꼬대를 하는 경향이 높습니다.

잠꼬대에 대한 치료법은 따로 없습니다. 그저 규칙적으로 자고 일어남으로써 수면 건강을 지키고, 전반적으로 건강하게 생활하길 권장하는 정도입니다.

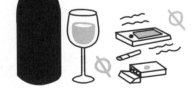

자면서 돌아다니는 몽유병

어원학적으로 봤을 때, 몽유병somnambulism, 수면보행증이란 단어는 '자면서 돌아다닌다'는 뜻을 갖고 있습니다. 따라서 몽유병은 수면 중 일어나는 복합적인 행동으로서, 잠에서 깨면 자신의 행동을 거의 기억하지 못한다는 특징이 있습니다.

몽유병 증상이 나타날 때는 환자가 잠을 자는 가운데 침대에서 앉거나 일어서거나 돌아다니는 등의 움직임을 보이고, 식사를 하는 등의 복합적인 행동 양상이 나타날 때도 있습니다. 한 번 증상이 나타나면 몇 초에서 몇 분간 지속되며, 환자가 눈을 감고 행동하는 경우가 많고, 환자와 대화를 시도하면 대답을 하지 않거나 횡설수설하는 모습을 보입니다.

몽유병 증상이 나타날 때에는 꿈을 꾸지 않는다는 게 그동안의 정설이었으나, 환자와 주변 사람들이 화재나 추락 등 위험한 상황에 처하거나 하는 짤막한 꿈속 상황을 기억해내는 경우도 많이 확인되고 있습니다.

몽유병 환자를 깨우는 것 그 자체는 위험하지 않으나, 실제 상황과 몽유병 상태에서의 상황을 혼동하여 자신을 흔들어 깨우려는 사람에게서 벗어나려 할 수 있습니다. 특히 어린아이들에게서 이런 상황이 나타나는데, 이 때문에 상처를 입거나 넘어지거나 발

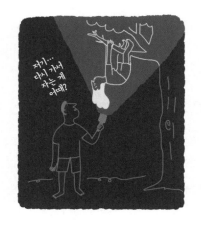

버둥치는 위험한 상황이 발생
할 수도 있습니다.

몽유병은 유년기에 나타나서
대개는 청소년기에 사라지지
만, 어른이 되어서도 그 증상이
나타날 수 있습니다. 유전적인
영향이 있기 때문에 가족 내에
서 여러 사람이 몽유병을 겪기
도 합니다. 기본적으로는 몽유병 증상이 나타나더라도 크게 해롭
지 않지만, 증상의 발현 기간이 길고 높은 곳으로 기어오르는 등
환자가 위험한 상황에 처하는 경우, 증상이 일주일에도 몇 차례씩
나타나는 경우에는 잠재적으로 위험 요소가 없지 않습니다.

증상이 심한 데다 야경증까지 있는 경우라면 창문이나 방문 등
이 열리지 않도록 보안 장치를 설치해도 좋습니다. 만약 이 정도
로도 충분하지 않다면 의사와 상담해보길 권합니다. 멜라토닌도
몽유병에 효과가 뛰어난 것으로 알려져 있습니다.

몽유병의 일종으로 환자가 굉장히 횡설수설하며 앞뒤가 맞지
않는 말을 하는 상태를 혼돈성 각성이라고 합니다. 몽유병과 야경
증, 혼돈성 각성 등은 깊은 서파수면 단계에 증상이 나타납니다.
야간 수면 중 초반 3분의 1 시기에 나타나므로 환자가 당시의 기
억을 하지 못합니다. 발작 증상이 발현되는 동안 잠을 자고 있는

상태이기 때문입니다.

서파수면 때 나타나는 사건수면 치료의 기본은 건강한 생활 패턴입니다. 잠이 부족하고 육체 피로도가 평소보다 과할수록 문제가 나타나기 쉽기 때문입니다. 가령 한동안 운동을 쉬다가 오랜만에 한 날은 사건수면 증상이 나타날 가능성이 높습니다. 뿐만 아니라 술을 마셨거나 스트레스를 많이 받았을 때, 몸에 열이 날 때도 상황이 악화될 수 있습니다.

따라서 낮잠으로 수면에 대한 욕구를 조금 낮춰주는 것도 한 방법입니다. 그렇게 하면 밤에 잘 때 깊은 서파수면의 비율을 줄일 수 있습니다. 또한 규칙적인 수면-기상 습관을 잡아주고, 하루에 몰아서 운동을 하기보다 주중에 골고루 운동을 하는 편이 좋습니다. 술을 자제하고, 일할 때 스트레스 강도를 조절하는 것 역시 권장됩니다.

자면서 고함치는
야경증

야경증이 나타날 때에는 환자가 거세게 고함을 지르기 시작합니다. 침대에 앉아 있을 때도 있고 자리에서 일어날 때도 있는데, 안면 가득 공포심이 느껴지고 식은땀을 흘리며 심장이 요동치고 숨

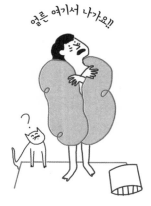

얼른 여기서 나가요!!

도 거칠게 몰아쉽니다. 하지만 다음 날이 되면 당시의 기억을 하지 못하거나, 몽유병 증세와 마찬가지로 위협적인 꿈에 대한 흐릿한 기억만 갖고 있습니다.

주변 사람들이 와서 악몽을 꾼 것이겠지 하고 잘못 생각하며 안심을 시켜주려고 하지만, 환자는 분명 잠이 든 상태입니다. 몽유병과 마찬가지로 야경증 역시 대개는 유년기에 발병했다가 청소년기가 되면 사라지지만 어른에게서 나타나는 경우도 있습니다.

자면서 소변을 보는 야뇨증

야뇨증은 수면 중 소변을 보는 증상을 말합니다. 이는 주로 어린 아이에게서 나타나는데, 야뇨증을 집 안의 지나치게 협소한 공간에 대한 두려움의 표현으로 보는 심리학자들도 있습니다.

태어난 이후부터 밤에 한 번도 소변을 가리지 못했다면 일차성 야뇨증이라 하고, 한동안 괜찮다가 동생이 태어나거나 부모의 이혼 이후 등에 야뇨증이 다시 나타날 경우에는 2차성 야뇨증이라

합니다. 대부분 5세에서 7세 정도면 사라지지만, 그 이후에도 계속된다면 의사와의 상담이 필요합니다.

대개 얕은 서파수면 기간에 증상이 발현되지만, 역설수면에 나타날 수도 있습니다. 밤 시간 수분 섭취는 제한하는 편이 좋으며, 대부분 탄산음료를 피해야 하고 자기 전 미리 소변을 보는 편이 좋습니다. 부모의 경우, 상황을 너무 심각하게 받아들이지 말아야 하며, 바꿔줄 이부자리를 준비해두고 어느 정도 성장한 아이라면 스스로 이부자리를 다시 깔도록 가르칩니다.

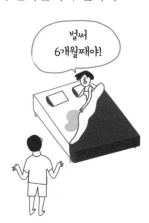

의사의 처방을 통한 약물 치료도 있는데, 소변을 만들어내지 못하도록 차단하는 약물을 쓰는 것입니다. 하지만 부모 자식 간의 관계 문제로 발병하는 경우가 많기 때문에 심리 치료가 더 유용할 수 있습니다.

자면서 이를 가는
이갈이

이갈이는 자는 동안 이를 가는 행위로 앞니 아래쪽이 마모되는 경우가 많습니다. 간혹 이를 가는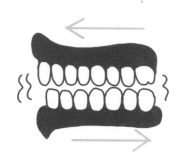
대신 이를 악물기도 하는데, 이럴
경우 눌리는 힘에 의해 치아와 치
조골을 연결하는 얇은 막인 치주
인대에 통증이 유발됩니다.

이갈이가 생기는 원인은 밝혀지
지 않았으나, 스트레스를 그 원인으로 꼽기도 합니다. 딱히 틀렸
다고는 볼 수 없는 원인이지요. 이갈이는 같이 잠을 자는 배우자
나 치과 의사들이 알려주는 경우가 많습니다. 주된 치료법은 자는
동안 이갈이 방지용 마우스피스를 착용하는 것입니다. 실리콘 재
질의 마우스피스는 치아의 마모를 방지하고, 이를 악무는 힘을 일
부 흡수해줍니다.

만일 불안감 때문에 이를 가는 경우, 자기 자신에 대해 좀 더 편
안하게 마음을 먹으려는 노력이 필요합니다. 이로써 심리 치료까
지 필요할 수 있습니다. 심한 경우, 일부 의사들은 보툴리눔 독소
(보톡스) 주사를 제안하기도 하는데, 이렇게 되면 부분적으로 턱뼈
주위의 저작근을 마비시킬 수 있습니다.

몸을 흔들흔들
율동성 운동 장애

율동성 운동 장애는 입면기나 혹
은 야간 수면 중 깼다가 다시 잠
들 때 나타나는 희한한 증상들을
말합니다. 규칙적으로 주기성을
보이는 움직임들은 요람에서 흔

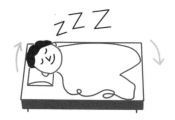

들흔들하는 양상과도 비슷합니다. 따라서 실제로 요람 위에서 흔
들어주듯 하면 다시 잠드는 데 도움이 됩니다. 대부분 아이에게서
증상이 나타나지만 간혹 성인에게서도 나타납니다.

　무릎을 바닥에 대고 자는 아이는 머리를 앞뒤로 흔들흔들하다
가 침대 맡에 부딪치는 경우가 있습니다. 이런 율동성 운동 장애
를 야간두부반전^{Jactatio Capitis Nocturna}이라고 부릅니다. 이런 아이의
부모들은 아이의 머리가 주기적으로 부딪히는 소리에 놀라게 되
지요. 어떤 경우에는 이 현상이 지나치게 두드러져 부모들은 아이
가 혹 자폐증에 걸린 게 아닌가
걱정하기도 합니다. 하지만 아
이의 이 같은 증상은 크게 염려
할 게 못 되고, 그저 아이가 잠
드는 데 도움이 되는 흔들침대

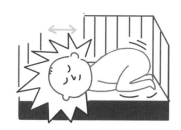

와 같은 효과에 해당한다고 보면 됩니다. 흔들흔들하는 효과를 이용하여 잠을 청하는 것이지요.

야간두부반전의 경미한 변형 형태로, 처음에는 몸을 왼쪽에서 오른쪽으로, 그다음에는 오른쪽에서 왼쪽으로 굴리다가 이어 머리를 돌리고 마지막에는 몸을 앞뒤로 흔들흔들하는 양상을 보이기도 합니다.

간혹 이러한 율동성 운동 장애가 두 발을 맞대어 서로 비비거나 이불에 발을 비비는 정도로 제한될 때도 있습니다. 이때는 바닥에 매트리스를 깔고 자는 것만으로도 증상이 나아지기도 합니다. 이렇게 하면 아이들은 침대 위에서 흔들흔들하는 효과를 보지 못하게 되어 이 자세에 대한 흥미를 잃습니다.

이외 다른 율동성 운동 장애의 경우, 딱히 취할 만한 조치는 따로 없고 그 같은 행동이 그렇게 심각한 병리적 증상이 아니라는 점만 부모들이 인지하고 안심하면 됩니다.

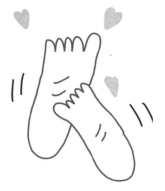

악몽은 왜 꾸는 걸까?

악몽을 꾸면 한밤중에 숨을 헐떡이며 잠에서 깨어 식은땀을 흘리고 두려움에 사로잡힙니다. 악몽cauchemar이란 글자의 의미는 '짓누르는 악마'라는 뜻으로, '악마'를 뜻하는 게르만어 mar에서 유래합니다. 따라서 이 단어의 일차적인 의미는 수면 중 상복부 위로 불편한 중압감이 느껴지면서 몸을 움직이거나 호흡을 하는 게 힘들어지는 상태를 가리킵니다.

역설수면의 사건수면 증상 가운데 가장 흔한 게 바로 악몽입니다. 악몽은 매우 고통스럽거나 끔찍한 내용의 꿈으로 굉장한 불안감과 함께 갑작스레 잠이 깨며, 대개의 경우 심박수가 빨라지고 호흡이 가빠지는 등 자율신경계의 증상이 함께 수반됩니다. 다음 날 아침 잠에서 깨도 기억 속에 남아 있는 이 고통스럽고 기분 나쁘며 무서운 꿈들은 보통 '악몽'이라 불리지만, 만약 꿈은 꾸었으되 각성 상태로 이어지지 않는다면 엄밀히 말해 이는 악몽이라 부르기 힘듭니다. 서파수면 동안 나타나는 사건수면과는 달리 악몽을 꾼 사람들은 자신이 꾼 꿈에 대해 오랫동안 분명한 기억을 갖고 있기 때문입니다.

역설수면과 연관되는 악몽은 잠든 후 1시간–1시간 반 이후에 나타날 수 있는데, 이 경우 야경증과 헷갈릴 수도 있습니다. 그러나 대개 악몽은 야간 수면 중 후반부에 꾸게 됩니다. 이때 역설수면이 가장 길게 나타나기 때문입니다.

악몽만 따로 놓고 본다면 사실 이는 지극히 정상적인 현상입니다. 다만 밤마다 여러 차례 악몽을 꾸고, 이 꿈이 일주일에 수차례씩 이어진다면 이는 외상 후 스트레스 장애가 있다는 신호일 경우가 많습니다. 악몽이 너무 끔찍한 나머지 잠들지 않게 도와달라고 호소하는 환자까지 있을 정도입니다. 이런 경우, 정신적인 외상 치료로 상황이 호전되기는 하지만 늘 그런 것은 아닙니다.

정신적인 외상을 겪었고 끔찍한 악몽을 반복적으로 꾸며 낮 동안에도 플래시백 현상이 나타나는 경우, 그리고 우울증을 겪거나 술을 마시고 자살을 생각하며 약을 하고 자해를 하는 등의 증상을 보이는 경우라면 외상 후 스트레스 장애가 진행 중인 것으로 볼 수 있습니다. 이는 주변 사람들의 인생까지도 망쳐놓을 수 있는 위험한 병으로 가볍게 넘겨선 안 됩니다.

경미한 악몽이라면 내용을 자세히 글로 기술한 뒤 기분 좋은 행복한 결말을 글로 써봄으로써 치료가 가능합니다.

아이가 꾸는 악몽

늑대나 괴물을 무서워하고, 선생님과 학급 친구들, 혹은 영화 속 악역에 대한 두려움을 갖는 것은 지극히 정상적이며, 악몽은 이렇게 두려움을 준 대상을 우리가 소화해내는 하나의 방식입니다. 만약 같은 내용의 악몽을 너무 자주 꾸는 경우, 아이에게 해피엔딩의 시나리오로 악몽의 내용을 기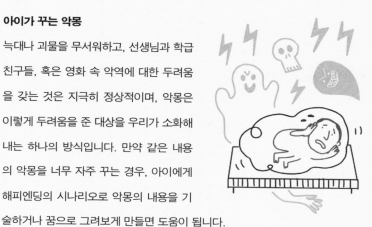술하거나 꿈으로 그려보게 만들면 도움이 됩니다.

"늑대가 내 뒤를 쫓아와서는 나를 붙잡았어. 그래서 날 잡아먹으려고 해. 그런데 착한 사냥꾼이 와서는 늑대를 죽였어. 아니 늑대를 멀리 쫓아주었어."라는 식의 이야기를 써보도록 하는 것입니다. 간혹 부모의 이혼이나 부모 중 한 사람의 실직, 혹은 둘 중 하나가 병에 걸린 경우, 이사, 선생님의 교체 등과 같은 불안한 사건이 악몽을 유발하기도 합니다. 따라서 아이와 이야기를 나누며 안심시켜주고, 필요한 경우 심리학자와 상담을 받아보는 것도 도움이 됩니다.

EMDR 요법

미국이나 프랑스의 정부 기관에서 기본으로 삼는 치료법은 EMDR로 걸프전과 같은 분쟁 이후 군에서 많이 사용하는 방식입니다. EMDR^{Eyes Movements Desensitization and Reprocessing}은 직역하면 '안구운동 민감소실 및 재처리 요법'이란 뜻이 됩니다. 즉, 안구운동을 통해 신경계의 작용을 동원하며 감정의 기억을 재처리하는 치료법입니다. 1987년 맨 처음 이 방법을 고안한 인물은 미국의 심리학자 프랜신 샤피로^{Francine Shapiro} 박사입니다.

상당 부분 최면요법에서 출발한 EMDR 요법은 정신분석과 인지행동치료 사이를 이어주며 현존재분석現存在分析 방법에서도 일부를 차용해온 치료법입니다. 따라서 EMDR 요법은 지그문트 프로이트 또한 매우 반길 만한 치료법인 셈이죠. EMDR 요법을 활용하면 외상 후 스트레스 증후군이라는 신경 질환을 빠르게 치료할 수 있는데, 가능한 한 오감을 동원하여 정신적 외상의 기억을 의식적으로 떠올림으로써 스트레스의 원인이 된 사건을 우리 뇌가 '소화'할 수 있도록 해주기 때문입니다.

EMDR 요법의 작용 원리는?

EMDR 요법은 곪은 부위에 메스를 대서 종기를 제거하는 방식과 비슷합니다. 수술이 이뤄지는 동안은 고통이 따르게 마련이며, 가장 고통스러웠던 기억이 며칠에 걸쳐 완전히 사라지게 됩니다.

이후 EMDR 요법에서는 정신적 외상의 피해자가 기존과 달라진 의식 상태 속에 놓이도록 하고, 정신적 외상을 준 사건을 하나씩 되살리도록 하면서 좌우 뇌엽을 교대로 사용하게 만듭니다. 치료사의 손가락을 사용하거나 화면상에서 움직이는 하나의 점을 응시하도록 하거나 양 무릎의 앞쪽을 교대로 한 쪽씩 두드려주기도 합니다. 중요한 것은 좌뇌 반구가 번갈아가며 자극을 받도록 하는 것입니다.

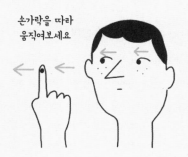

손가락을 따라 움직여보세요

사람들이 정신적 외상에 대한 기억을 얼마나 정확히 되살리는지를 보면 놀라울 정도입니다. 강도를 만난 뒤 치료를 받았던 한 젊은 여성의 경우도 마찬가지였습니다.

"가게에서 괴한의 습격을 받았던 날에 대한 이야기를 경찰에 했어야 했어요. 당황한 나머지 놈들이 갖고 있던 무기의 형태에 대해 떠올리는 것조차 힘들었고, 복면의 입 부분이 뚫려 있는지 아닌지도 기억이 나질 않았으니까요. 지금은 자세히 다 기억나요. 총신이 갈라진 형태의 라이플 건이었고, 복면에도 눈 빼고 따로 구멍이 나 있진 않았어요."

뇌는 어떻게 정신적 외상을 치료하나?

우리는 보통 살면서 겪는 몸과 마음의 멍을 빠르게 치유할 수 있습니다. 가령 아스팔트 위에서 넘어져 무릎이 까졌을 때, 당뇨 같은 문제가 없다면 1-2주 안에 상처가 치료되어 멀쩡해지거나, 아무리 심해도 새살이 돋아난 작은 흔적 정도밖에 남지 않습니다. 반면 다리가 부러진다면 상태에 따라 치료를 받거나(석고 붕대) 수술을 받고 못이나 나사 같은 것으로 보철 장치를 해야 합니다.

동료와의 다툼처럼 귀찮은 일이 발생한다면 성격에 따라 화를 내거나 자책을 하거나 죄책감을 느끼거나 기분이 가라앉을 수 있습니다. 그리고 어쩌면 악몽을 꾸게 될지도 모릅니다. 하지만 며칠 시간이 지나고 나면 그저 안 좋았던 기억 정도로만 남았다가 원래 생활로 복귀 후 그 기억이 완전히 사라집니다.

그런데 강도, 납치, 사고 등을 겪었을 경우, 어릴 적의 학대 경험, 사고 현장에서 구조 활동을 하다가 불이 난 자동차에서 타 죽은 사람의 시신을 목격한 경우 등에는 몇 달 후 외상 후 스트레스 증후군을 겪을 위험이 높습니다. 그때는 외부의 도움이 필요합니다. 우리 뇌는 그렇게 비극적인 사건에 따른 결과를 혼자 힘으로 치료할 수 없기 때문입니다.

이해를 돕기 위해 비유적으로 묘사하자면, 열기가 남아 있는 감정 정보가 우선 오른쪽 뇌에 저장되었다가 치료가 이뤄지면 왼쪽 뇌로 이전하여 하나의 기억으로 기록되는 식입니다. 이렇게 분류된 감정 정보는 감정적인 내용이 모두 배제된 채 단순 기록으로 남습니다. 비극에 대한 기억은 나중에 기록 저장소에서 끄집어내어 필요할 때 찾아볼 수 있습니다. 이는 해당 기억을 잊는 게 아니라 정신적 외상과 거리를 두고 이를 차갑게 식히는 것입니다.

뇌는 우리가 잠을 잘 때 정보를 처리하며, 특히 꿈을 꾸는 역설수면 단계에서 이를 처리해 마치 첨부 파일이 달린 인터넷 메시지처럼 우뇌에서 좌뇌로 전송해 줍니다. 고민이 있을 때 며칠씩 악몽을 꾸는 이유도 여기에 있습니다. 정신과의사들은 이를 '외상 파괴 꿈'이라고 부르는데, 이러한 꿈들은 정신적 외상을 '소화'하기 위한 정신적 노력으로 나타나는 경우가 많기 때문입니다.

만약 매일 밤 같은 악몽을 꾸고 깨어 있을 때에도 플래시백 형태로 나타난다면, 우리의 뇌가 노력을 했음에도 정보 전달에 실패한 셈입니다. 이 경우 과거의 기억이 느닷없이 생생하게 떠오르며 반복됨으로써 불안감을 준다면, 자생적인 상처 치유의 과정이 제대로 작동하지 않은 탓입니다. 첨부된 파일(정신적 외상)이 너무 커서 뇌를 움직이는 소프트웨어가 계속해서 헛돌고 있는 셈이지요. 따라서 이때에는 정신과적인 '수술' 치료가 필요합니다. 그리고 외과 수술이 그러하듯 이러한 상처 치유 과정은 고통스러울 수밖에 없습니다.

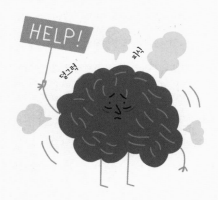

꿈속 행동을 실제로도 하는 역설수면행동장애

역설수면 때의 행동 장애는 악몽보다 훨씬 더 드물게 나타나며, 병리적 질환으로 구분됩니다. 이를 이해하려면 역설수면의 생리에 대해 다시 한번 짚어봐야 합니다. 꿈을 가장 많이 꾸는 단계인 역설수면 상태에서는 의지에 따라 움직이는 가로무늬근과 관련된 근 긴장이 없습니다(무긴장증). 따라서 이 단계에서의 꿈은 오로지 머릿속에서만 일어나는 상황이며, 근육이 움직이지 않으므로 행동으로 이어지진 않습니다. 정확히 어떤 이유에서 근육의 신경이 차단되는 것인지는 아직 밝혀지지 않았습니다.

나이가 많은 사람, 특히 고령의 남성인 경우, 근신경이 잘 차단되지 않거나 전혀 이뤄지지 않는 경우도 있기 때문에 환자는 자신의 의지와 무관하게 꿈에서의 행동에 따라 실제로 자기 몸을 움직일 수 있게 됩니다. 가령 복싱을 하는 꿈을 꾸는 사람이 실제로도 주먹질을 하게 되는 것입니다. 이러한 행동은 환자 본인뿐 아니라 옆 사람까지 다치게 할 수 있습니다. 꿈은 대부분 폭력적인 양상을 띠는데, 나를 공격해오는 사람과 마주할 수도 있고, 주변 사람이 위험에 처해 이들을 구해줘야 할 때도 있습니다.

따라서 이런 식의 역설수면 중 행동 장애일 경우 신경검사를 받아야 합니다. 치료는 다량의 멜라토닌이나 일부 신경안정제의 복용으로 이뤄지며, 주변에 환자가 상해를 입을 만한 물건이 없도록 안전한 침실을 만들어야 합니다. 심한 경우 환자가 바닥에서 잠을 자야 할 수도 있습니다. 사방을 안전하게 처리한 매트를 바닥에 깔고 자는 것이지요.

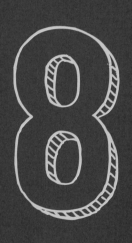

8

자는 동안 2시간이나
숨을 안 쉰다고요?

★ 수면무호흡증

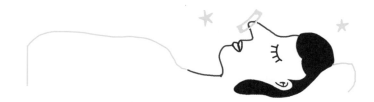

수면무호흡증은 진단이 꽤 어려운 질병입니다. 하지만 제때 치료하지 않으면 삶의 질과 건강에 있어 분명한 영향을 미치므로 적절한 치료를 받는 것이 중요합니다. 한 번 무호흡증이 올 때마다 우리의 심장과 뇌는 스트레스를 받는데, 그렇게 하루하루 시간이 갈수록 제대로 잠을 이루기 힘들어지고 수면의 질도 떨어집니다. 그래서 수면무호흡증을 앓는 사람들은 늘 피곤합니다. 밤잠을 자다가 호흡이 끊기면 이를 다시 회복하는 데 힘을 쏟다가 중간중간 잠이 깨기 때문입니다.

전체 인구 중
5퍼센트가 앓는 병

호흡은 대기 중과 인체의 세포 사이에 산소와 이산화탄소를 교환해주는 일체의 기능을 말합니다. 어원학적으로 무호흡증apnea이란 용어는 '호흡하다'라는 뜻의 그리스어 pnein에 부정의 뜻을 나타내는 접두사 a가 결합된 형태로서 호흡의 중단을 의미합니다.

사실 수면 중 한 시간에 최대 5회 정도까지는 누구나 무호흡 상태가 오며, 이는 그리 심각한 상황이 아닙니다. 문제는 시간당 30회 이상 무호흡이 발생하는 경우입니다. 수면무호흡증은 10초에서 30초가량 지속될 수 있으며, 심한 경우 60초까지 무호흡 상태가 이어지기도 합니다. 이 말은 곧 잠을 자는 동안 최대 2시간까지 호흡이 중단될 수 있다는 뜻입니다.

수면무호흡증의 특징은 저호흡hypopnea과 무호흡apnea 상태가 나타난다는 점입니다. 뿐만 아니라 흉부와 복부에 근육통 증상이 동반되기도 하며, 아이들을 포함한 모든 연령대의 남녀에게서 이러한 증상이 나타날 수 있습니다. 수면무호흡증후군(SAS)은 빈번한 호흡기 질환으로 건강에 심각한 영향을 미칠 수 있습니다.

- 흉부와 복부의 근육통 때문에 여러 차례 중간에 잠이 깨서 수면의 질이 저하됩니다.

- 낮 동안 피로와 졸음을 느끼기 쉽습니다.
- 장기적으로는 심장과 뇌에 영향을 미칠 수 있습니다.

수면무호흡증후군은 폐쇄성(OSA)으로 나타날 수 있는데, 수면무호흡증 가운데에서도 가장 빈번한 폐쇄성 수면무호흡증인 경우에는 상부 기도가 막혀서 폐 안으로 더 이상 공기가 들어가지 못합니다. 이보다 더 드물게 나타나긴 하지만 중추성 수면무호흡증후군(CSA), 비만성 저환기증후군(OHS), 복합성 무호흡증후군 등의 수면무호흡증도 있습니다.

이 가운데 중추성 수면무호흡증후군의 경우, 기도 같은 말초신경계가 아니라 뇌간의 중추신경계를 중심으로 한 신경 중추에 문제가 생겨 호흡이 멈추는 현상을 말합니다. 비만성 저환기 증후군은 비만인 사람들에게서 나타나지만 복합적인 기제를 통해 증상이 발현됩니다. 끝으로 복합성 무호흡증후군은 중추성과 폐쇄성 수면무호흡증후군이 모두 나타나는 형태의 수면무호흡증입니다.

수면무호흡증이 유전적인 요인으로 발병할 가능성은 30-40퍼센트로 추정됩니다. 폐쇄성 수면무호흡증후군도 가족력을 보이는데, 집안에 환자가 1명 있을 경우 동일 질환에 걸릴 위험이 1.3배 높고, 해당 환자 수가 3명인 경우에는 2.3배 더 높아집니다.

폐쇄성 수면무호흡증후군은 아이들에게서도 나타나는 질환입니다. 2006년 이전까지만 해도 과잉 행동 양상을 보이는 어린아이들은 정신과 상담을 받는 게 일반적이었습니다. 하지만 잠을 제대로 자지 못했을 때에도 같은 증상이 나타난다는 사실이 새롭게 밝혀졌습니다.

수면 부족은 수면무호흡증에 의해 초래될 수도 있지만, 대개는 아이들의 성장에 필요한 만큼 수면 시간이 충족되지 않아 발생합니다. 따라서 병을 논하기에 앞서 수면 위생, 즉 정해진 시간에 규칙적으로 충분한 잠을 자는 생활 습관을 지키는 게 중요합니다.

왜 숨을 못 쉬게 될까?

대기 중의 공기는 입과 인두를 거쳐 폐에 도달한 뒤, 이어 후두와 기관 쪽으로 들어갑니다. 수면무호흡증 환자가 잠이 들면, 목 근육이 이완되어 공기가 지나는 통로가 점점 더 좁아지다가 조금씩 닫힙니다. 내벽이 서로 들러붙은 상태이므로 환자는 더 이상 숨을 쉴 수 없게 되고, 이 상태가 바로 무호흡증 상태입니다. 체중이 증가하면 이러한 상황이 더 심해질 수 있는데, 목과 혀 안에 지방이 쌓이기 때문입니다.

정상인인 경우라도 잠을 잘 때에는 흉부-폐부의 구조에 상당한 변화가 생기고, 상부기도와 호흡 조절 중추에도 변화가 생깁니다. 깊은 서파수면 동안 호흡은 일정하게 나타나는 반면 역설수면 단계에서는 호흡이 불규칙해집니다. 즉, 우리가 잠을 잘 때에는 충분한 호흡이 이뤄지지 않는 것입니다. 따라서 잠이 더 깊게 들면 들수록 폐의 환기량과 체내 공기량은 더 줄어듭니다. 이러한 감소 현상은 야간 수면이 끝날 무렵에 더욱 두드러집니다.

이는 각성 반사 작용이 줄어든 것과 관련이 있습니다. 각성 반사 작용이란 인두 내 공기의 압력이 지나치게 낮을 때 상부기도가 팽창하는 반사 기제를 말합니다. 이러한 반사적 행동은 각성 상태에서 매우 활성화되고 수면 중에는 덜 활성화되는데, 야간 수면이 끝날 무렵의 역설수면 단계에서는 특히 더 둔화됩니다.

폐의 작동 구조는 누운 자세와 호흡근의 긴장 감소에 의해 달라집니다. 모든 수면 단계에서는 호흡근의 활동이 감소하는데, 이는 역설수면 단계에서 더욱 두드러집니다. 보조호흡근의 활동까지 중단되기 때문입니다. 이에 따라 불규칙하며 얕고 빠른 호흡이 나타납니다. 상부기도는 좀 더 쉽게 약해지는 편이라 코골이나 폐쇄성 수면무호흡증후군이 나타나기 쉬운 상태가 됩니다.

내가 수면무호흡증인지 알아보는 방법

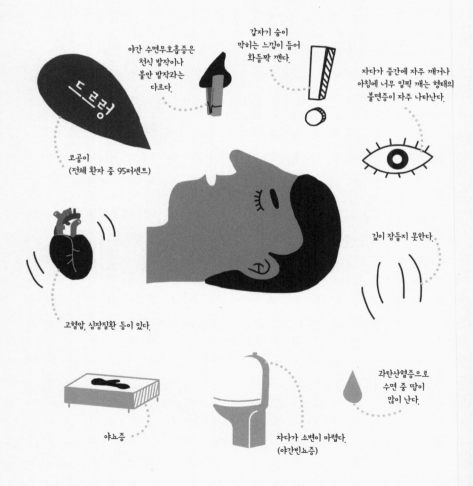

야간 수면무호흡증은 천식 발작이나 불안 발작과는 다르다.

갑자기 숨이 막히는 느낌이 들어 화들짝 깬다.

자다가 중간에 자주 깨거나 아침에 너무 일찍 깨는 형태의 불면증이 자주 나타난다.

드르렁

코골이
(전체 환자 중 95퍼센트)

깊이 잠들지 못한다.

고혈압, 심장질환 등이 있다.

과탄산혈증으로 수면 중 땀이 많이 난다.

야뇨증

자다가 소변이 마렵다.
(야간빈뇨증)

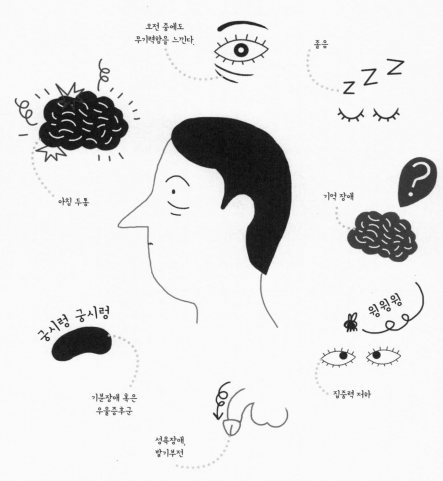

심혈관계 질환에 걸리기 쉽다

수면 중에는 심혈관계에도 생리학적인 변화가 나타납니다. 특히 혈압과 심박수, 신진대사가 낮아지면서 교감신경계의 활동이 둔화되는 반면 부교감신경계의 활동은 더 늘어납니다. 이후 심혈관계는 전반적으로 휴지 상태에 들어갑니다. 따라서 이러한 심혈관계의 휴지 상태가 교감신경계의 활동 감소와 관련되는 셈인데, 이는 매우 중요한 부분입니다.

폐쇄성 수면무호흡증후군은 인두근의 긴장에 따라 상부기도가 반복적으로 막힘으로써 호흡이 줄어들고 나아가 중단되기까지 하는 질환입니다. 이렇듯 무호흡증과 저호흡증은 혈중 산소의 농도가 내려가는 저산소혈증과 혈중 이산화탄소의 농도가 올라가는 과탄산혈증을 반복적으로 유발하는 동시에 수면 중 잦은 각성을 일으킵니다. 게다가 자는 중간에 깰 때마다 교감신경계의 활동이 증가되어 심박수와 혈압이 올라갑니다.

폐쇄성 수면무호흡증후군이 이렇듯 심혈관계의 휴지기를 중단시키기 때문에 중장기적으로 심혈관계 질환이 유발되거나 악화될 소지가 높습니다.

비만인 경우
더욱 위험하다

취침 전에 자극적인 음식을 섭취하거나 전자기기를 사용하는 등의 올바르지 못한 수면 위생은 수면무호흡증의 원인이 될 수 있습니다. 밤마다 술을 마신다거나 수면제 혹은 벤조디아제핀, 베타 차단제 등의 일부 약물을 복용하는 경우 역시 마찬가지입니다. 과체중도 수면무호흡증을 유발하기 좋은 요인이고, 호흡기의 모든 점막에 만성 염증을 만들어내는 흡연도 수면무호흡증 유발 인자입니다.

비만인 경우에는 횡격막이 움직이는 정도가 줄어들고 흉곽의 팽창 수준도 낮아집니다. 게다가 지방이 상부 기도에 쌓이고 기도의 폐색 위험까지 증가시킬 가능성이 높아집니다. 따라서 체중을 줄이면 심각한 수면무호흡증에 걸릴 위험이 감소할 수 있지만, 그렇다고 완치가 되는 경우는 별로 없습니다.

체질량지수 35kg/m^2 이상의 중증 고도비만인 경우에는 위성형술 같은 외과적 시술이 고려되기도 합니다. 다만 이런 비만 수술을 시행하기 전에 먼저 폐쇄성 수면무호흡증후군을 발견해 치료해야만 마취와 수술 합병증을 피할 수 있습니다.

수면무호흡증
어떻게 치료하나?

최근의 치료 경향은 환자의 지배적인 기제에 따른 맞춤형 치료입니다. 다만 어떤 방법을 쓰든 수면 위생 관리와 식단 조절은 엄격히 이뤄져야 합니다. 경도와 중증 수면무호흡증후군에 효과가 있었던 유일한 치료법은 지속적 양압호흡법뿐입니다. 이는 치료의 기본이 되는 '골든 스탠더드'로서, 졸음 및 인지 장애, 삶의 질 저하, 혈압 감소, 심혈관계 발작 및 관상동맥부전증 등과 관련한 측면에서도 바람직한 치료법입니다.

지속적 양압호흡법
지속적 양압호흡법은 코나 안면에 마스크(양압기)를 착용해 상부 기도에 일정량의 공기를 불어넣어주는 방식으로, 이와 같이 압력

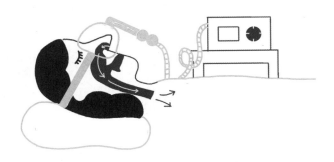

을 높여주면 상부기도의 폐쇄를 막을 수 있습니다. 이렇게 하면 폐의 부피를 증가시킬 수 있어 체내에 산소 비축고가 늘어납니다.

이외에도 지속적 양압호흡법은 비정상적인 야간 호흡이나 집중력 결핍 장애를 교정해주고, 정상적으로 잠에서 깨어날 수 있도록 해줍니다. 뿐만 아니라 심혈관계 위험을 줄여준다는 효능까지 입증되었습니다. 수면 중 폐의 환기를 정상화하는 지속적 양압호흡법이 호흡에 문제가 생긴 다음에 나타나는 교감 신경계의 과도한 활성화를 차단하기 때문입니다.

물론 환자가 도중에 치료를 포기하지 않도록 의사가 곁에서 환자를 잘 보조해야 합니다. 또한 병의 원인에 대한 설명과 함께 폐쇄성 수면무호흡증후군을 치료해야 그에 따른 영향을 제한할 수 있다는 점을 설명하고, 양압기는 어떤 것을 선택해야 하며 부작용을 피하려면 어떻게 해야 하는지도 반드시 설명해주어야 합니다.

• 실제 양압기 치료 사례: 한 번은 폐쇄성 수면 중 저호흡-무호흡 증후군을 앓는 여성 환자를 치료한 적이 있습니다. 59세의 이 환자는 54세에 폐쇄성 수면무호흡증후군 판정을 받았는데, 50세에 폐경이 온 이후 이상 징후들이 점차 늘어난 상황이었습니다. 땀도 많이 나고, 밤에 자다가 화장실을 한두 차례씩 꼭 갔으며, 아침 시간 피로도도 상당했습니다. 피로는 거의 만성적인 수준에 달해 주말에도 거의 잠을 자거나 쉬는 일밖에

하지 않았습니다. 그에 따라 정신적으로 타격을 입었음은 물론입니다. 53세에 호르몬 대체 요법을 시작했지만 증상이 호전되지는 않았습니다.

이 환자는 젊었을 때에도 이미 잠을 많이 잤고, 잠을 자도 피로 회복이 제대로 이뤄지지 않아 만성 피로에서 벗어나지 못했습니다. 그래서 자신이 체질적으로 무기력한 사람이라 생각하고 아무것도 하려 들지 않았답니다. 환자에 대한 이해가 부족했던 남편은 그저 아내의 그와 같은 기질을 비웃으며 그게 아내 쪽 집안 내력이겠거니 하고 체념하며 지냈다고 합니다.

하지만 새벽 서너 시에 깨는 등 야간 수면 중 증상이 악화되자 이 환자는 불면증 상담을 받기로 결심합니다. 그리고 조금씩 시간이 지남에 따라 환자의 수면 패턴을 분석한 뒤 중등도 이상의 폐쇄성 수면 중 저호흡-무호흡 증후군 진단을 내렸습니다. 이후 별 기대 없이 양압기를 이용한 치료를 시작했는데, 놀랍게도 치료를 시작한 지 며칠이 채 지나지 않아 증상들이 서서히 사라져갔습니다. 더 이상 피로를 느끼지도 않았고, 자다가 화장실에 가는 일도 없었으며, 수면 중 식은땀을 흘리는 일도 없어진 것입니다. 덕분에 환자는 몇 년 간 느끼지 못했던 삶의 즐거움과 함께 활력을 되찾았습니다. 그리고 잠에서 깨어나는 순간 기력이 넘치는 걸 느꼈지요. 이후 다시는 상담실을 찾아오지 않았답니다.

하악전방유도장치 사용

이외에도 구강 내에 착용하는 하악전방유도장치$^{mandibular\ advancement}$ ^{device} MAD가 하나의 해법이 될 수 있습니다. 이 장치는 아래턱을 앞으로 유도하여 상부기도를 열어주는 기구로, 치아 위에 놓고 착용함으로써 아래턱을 앞쪽으로 유지시켜줍니다.

하악전방유도장치는 치아를 고정시키고 턱관절의 움직임을 제한하지만, 대신 상부기도를 넓혀주는 효과가 있습니다. 또한 코골이의 원인이 되는 상부기도 내 연조직의 떨림이 줄어들면서 들숨의 속도도 줄어듭니다. 이 같은 치료법도 나쁘지는 않지만 지속적 양압호흡법보다는 그 효력이 떨어집니다.

치료에 대한 평가를 하려면 전문 연구실에서 보조기구를 착용한 뒤 수면 기록을 측정해야 합니다. 임상적인 개선과 실제 기록 결과가 일치하지 않는 경우가 흔하기 때문입니다. 부작용으로는 턱 관절의 통증과 치열의 변화, 그리고 상하악골 골격의 이동 등이 있습니다.

수면 자세 요법

이 요법은 대개 바로 누워 잘 때 무호흡증이나 저호흡증 증세를 보이는 환자들을 위한 치료법으로, 바로 눕는 자세를 모로 눕는 자세로 바꾸어주는 방법입니다. 이밖에도 방법은 많이 있습니다. 등 쪽으로 잠옷 위에 테니스공을 부착할 수도 있고, 단단한 플라

스틱 물체를 견갑골 위에 대거나 쿠션을 놓고 멜빵으로 고정시키는 방법 등입니다. 다만 치료의 효능은 연구실에서 수면 기록으로 확인해봐야 합니다.

치과 교정술

치과 교정 전문의들은 호흡기 문제가 있는 아이들을 조기에 발견할 수 있습니다. 구강 호흡을 하는 모든 아이들이 무호흡증은 아니지만, 이 가운데 상당수가 저호흡증을 보일 수 있습니다. 현재 치과 교정 기술은 그 효과가 입증되어 있습니다. 최근의 치과 교정 전문의들은 상하악골의 성장을 유도하는 방향으로 치료를 시행하고 있습니다. 이런 환자들은 폐쇄성 수면무호흡증후군의 원인이 될 수 있는 관절 이형증 소견을 보입니다. 후진성 상하악골 관절 장애가 있다거나 내악골에 문제가 있는 것입니다. 치과 교정술을 받으면 외과적인 교정 치료를 병행해야 할 수 있습니다.

이비인후과 치료와 외과적 시술

앞서 살펴본 바와 같이 폐쇄성 수면무호흡증후군은 어린아이들에게서도 발병할 수 있습니다. 이비인후과 진료를 받을 때 편도비대증이나 아데노이드(선양 증식) 증상을 발견할 수 있는데, 이러한 증상들로 미루어 야간 호흡 장애의 유무를 유추할 수 있습니다. 이런 경우 아데노이드 및 편도 절제 수술이 효과적이며, 이로써 수면무호흡증후군의 합병증 예방이 가능합니다.

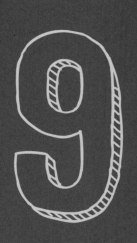

9

코 안 고는 사람도 있나요?

★ 코골이

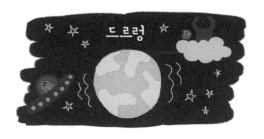

화도 내보고 때려도 봤지만 아무 소용없었을 겁니다. 옆에서 코 고는 걸 절대 멈추질 않으니까요. 아침에 커피를 들며 상대에게 푸념을 늘어놓으면 상대는 결국 이렇게 반박을 하죠.

"그러는 당신은 안 골아? 당신도 코 골잖아!"

코 고는 사람들의 특징

피곤하거나 감기에 걸리면 누구나 코를 곱니다. 술을 한 잔 걸쳤을 때도 마찬가지죠. 마흔 살이 넘으면 전체 인구의 40퍼센트가 코를 곱니다. 어떤 사람들은 앉아서 잘 때만 코를 고는 경우도 있고, 바로 누워 잘 때만 코를 골거나 어떤 자세로 자든 코를 고는 사람들이 있습니다.

가끔씩 코를 골거나 코 고는 소리가 크지 않다면 문제될 게 전혀 없습니다. 배우자가 귀마개 정도만 구비해두면 될 테니까요. 하지만 코를 고는 정도가 심하다면 코골이 그 자체가 피로를 유발할 수 있고, 옆에서 자는 사람까지도 귀가 멍멍해질 수 있습니다. 심지어 수면무호흡증까지 동반된다면 수면기록검사와 함께 치료를 받아야 합니다. 수면무호흡증은 심각한 질환이기 때문입니다.

코골이 해결법

우선 코를 곤다고 해서 무조건 수면무호흡증이 수반되지는 않습니다. 수면무호흡증인지를 알아보려면 이따금씩 코골이가 멈추었다가 이후 다시 갑작스레 숨 가쁘게 코를 고는지 여부만 주의 깊게 살펴보면 됩니다. 코를 고는 사람에게는 술을 마시지 말고, 약 성분에 의해 초래될 수도 있으므로 진통제도 먹지 않도록 권유합니다. 사실 코골이의 주된 원인도 여기에 있습니다.

체중 감량도 코골이 완화에 도움이 됩니다. 간혹 1킬로그램만

감량해도 효과가 있을 수 있는데, 어떤 사람은 79킬로그램일 때만 해도 코를 골다가 78킬로그램에서는 코를 안 고는 경우도 있습니다.

코골이가 특정 자세일 때만 나타나기도 합니다. 등을 대고 누웠을 때, 상체가 반쯤 들렸을 때, 완전히 뻗은 자세일 때 코를 고는지 살펴보는 것입니다. 이런 경우 잠옷의 등 부분에 주머니를 만들어 테니스 공 2개를 넣거나, 브래지어 안에 테니스공을 한 쪽씩 넣고 이를 등판에 댄 뒤 잠을 자는 것도 효과적일 수 있습니다. 풀누들(수영할 때 쓰는 푹신하고 긴 막대) 하나를 사서 어깨너비로 자른 뒤, 겹쳐 입은 2개의 티셔츠 사이에 등 쪽으로 집어넣을 수도 있습니다.

이렇게까지 했는데도 코골이가 나아지지 않는다면 약국에 가서 하악전방유도장치를 구입해야 합니다. 이는 야간 수면 중 착용하는 일종의 의치 같은 것으로, 상악 부분을 기반으로 해서 하악 쪽을 앞으로 밀어주는 장치입니다. 주의할 점은 위쪽 턱에 성한 이가 최소한 3개는 있어야 하니 사용 전 치과의사의 상담을 받아야 합니다.

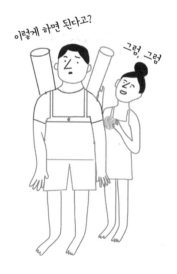

이렇게 하면 된다고?

그럼, 그럼

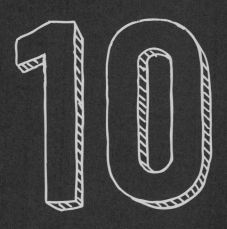

10

잠이 너무 많아 큰일이에요!

★ 기면증

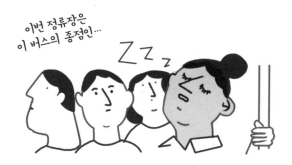

이번 정류장은
이 버스의 종점인…

ZZz

"진료를 기다리면서 다른 환자분들과 이야기를 해보면, 불면증을 앓고 계신 분들은 종종 저한테 잠을 잘 수 있어 좋겠다고 하시더군요. 그분들은 쉽게 잠들 수 있기만을 간절히 바라니까요. 하지만 그들에게 제 평소 생활을 말씀드리면 대개는 생각이 바뀌지요. 어디서든 잠들 수 있으니 운전도 못 하고, 버스만 타면 내릴 정류장을 지나친 채 종점에 다다르기 일쑤니까요. 밥을 먹다가도 잠들고, 영화나 책을 끝까지 다 본 게 언제였는지도 모르겠어요."

사실 시도 때도 없이 졸음이 밀려오는 수면과다증 환자들의 삶도 이렇듯 그리 편치는 않습니다. 불편하기도 할뿐더러 위험할 수도 있기 때문입니다.

수면 부족과 수면 과다를 구분하기는 쉽습니다. 일주일간 하루 9-10시간씩 잠을 자봤을 때, 낮 동안 졸음을 느끼지 않는다면 이전에 수시로 졸음이 쏟아지던 증상의 원인이 수면 부족이었던 것입니다. 하지만 그렇게 했음에도 졸음이 느껴진다면 이는 수면과다증으로, 의사와의 상담이 필요합니다.

참을 수 없는
잠의 유혹

기면증Narcolepsy은 말 그대로 '수면 발작'을 일으키는 증상으로, '잠에 사로잡히다'라는 뜻의 그리스어에서 유래합니다. 1880년 이 증상을 규명한 프랑스 신경학자 젤리노Gélineau 박사의 이름을 본떠 젤리노병이라고도 불리는 기면증은 수면-각성 상태에 기능장애가 오는 질환으로, 사춘기나 성인이 된 직후에 흔하게 나타납니다. 기면증이 나타나는 대표적인 경우 2가지는 다음과 같습니다.

1) 낮 동안 주체할 수 없을 정도의 졸음이 쏟아지는 비몽사몽한 상태가 수분에서 1시간가량 지속됩니다.

갑작스레 잠이 쏟아지는 이 같은 상태는 한창 활동하는 중에도

발생할 수 있으며, 무의식적인 행동을 유
발합니다. 한 번 자고 나면 다시 정신이
맑아지면서 얼마간은 주의력이 회복됩
니다.

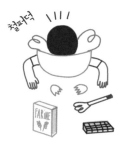

2) 잠을 자지 않을 때도 갑작스레 근육의 긴장이 풀리는 탈력脫力 발 작이 일어납니다.

주로 과한 웃음이나 분노, 놀람 같은 감정 자극에 의해 유발되는
증상입니다. 탈력 발작은 근육의 일부에만 나타날 수 있는데, 그
에 따라 다리에 힘이 풀리거나 목 또는 턱이 아래로 툭 떨어지는
증상이 나타나기도 합니다. 전신의 힘이 풀리면서 실신하는 경우
도 있는데, 발작의 강도와 지속 시간, 빈도 등은 사람에 따라 매우
다르게 나타납니다.

발작이 일어난 동안에도 환자는 자기 주위의 상황을 계속해서
의식하고는 있지만, 몸을 움직
여 주변에 이 사실을 알리지는
못합니다. 탈력 발작은 항상 수
반되는 증상이 아니기 때문에
이러한 증세가 없는 기면증 환
자도 있습니다. 일부 환자는 기
면증에 걸린 뒤 몇 달 혹은 몇

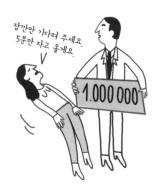

년이 지난 다음 탈력 발작 증세를 보이는 경우도 있고, 이러한 증세가 전혀 나타나지 않는 환자도 있습니다.

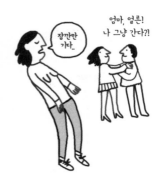

"아이 앞에서 체면이 서지 않을 때가 많아요. 애한테 훈계 좀 할라치면 그때마다 수면 마비가 오니까요. 쓰러질 정도까진 아닌데 눈꺼풀이 내려오고 목이 툭 떨궈져서 입 밖으로 말도 안 나와요. 그런 날 보고 딸아이는 키득키득 비웃죠."

"성관계도 갖기가 무서웠어요. 관계가 최고조에 이르렀을 때 바람 빠진 풍선처럼 힘이 쭉 빠지고 말았거든요."

기면증 진단에 필수적인 요소는 아니지만, 위의 2가지 주요 증세 이외에도 부차적인 징후가 몇 가지 나타날 수 있습니다.

① 수면 마비 증상이 나타납니다.
입면기나 출면기에 나타나는 증상으로, 잠시 동안 움직이거나 말을 하지 못한다는 게 특징입니다.

② 입면과 출면 단계에서 환각 증세가 수반될 수 있습니다.

잠들 때는 '입면 환각', 각성 단계에서는 '출면 환각'이라고 합니다. 이러한 환각 증세는 백일몽을 경험하는 방식으로 나타나기도 하고, 동물이나 물건, 방 안의 사람 등 시각적인 환각으로도 나타나며, 자신의 몸 위로 이탈하거나 신체적 변형이 생기는 등의 감각적인 환각으로 나타날 때도 있습니다. 청각적인 환각이나 복합적인 환각의 형태도 보일 수 있는데, 때로는 불쾌하거나 끔찍한 환각이 되기도 합니다.

③ 밤에 잘 때 수시로 잠에서 깨며 악몽을 꾸거나 심리적 흥분 상태에 빠지기도 합니다.

기면증 초기에는 체중이 증가할 수 있으며, 이러한 증상은 특히 어린아이나 청소년들에게서 흔한 편입니다. 탈력 발작성 기면증은 만성 질환으로서, 병세의 진행을 예측하기가 어렵고 들쭉날쭉한 편입니다. 낮 동안의 졸음은 평생 사라지지 않지만, 나이가 들면서 혹은 탈력 발작의 원인이 되는 감정을 좀 더 능숙하게 다스림으로써 증세가 개선될 수 있습니다. 예방 차원에서 낮잠을 자주는 것도 증상 완화에 도움이 됩니다.

기면증은 남녀 모두에게서 인구 2800명당 1명꼴로 발병하는 희귀 질환입니다. 보통 청소년기나 20대 초반에 나타나지만, 어린아이나 나이든 사람들도 기면증에 걸릴 수 있습니다. 탈력 발작성 기면증은 엄밀히 말해 유전병은 아니므로 유전적인 환경 또한 여러 발병 요인 중 하나에 불과합니다. 따라서 기면증 환자의 자녀에게서 탈력 발작성 기면증이 발생할 위험이 일반 가정의 자녀들보다 좀 더 높다 해도 이러한 부모의 병력이 지대한 영향을 미치지는 않습니다.

기면증은
왜 생기는 걸까?

기면증의 원인은 아직 명확히 규명되지 않은 상태입니다. 요인이 여러 개로 추정되기 때문입니다. 그중 일부는 유전 체계 및 자가 면역 체계와 관련이 있습니다. 우리 몸의 면역 체계는 자기가 아닌 것(이물질)이라고 판단한 항원에 대해 고유의 면역 기능을 발동시키면서 염증 반응을 일으키고, 이로써 병의 증상을 발현시킬 가능성을 높여주기 때문입니다.

조직적합성검사는 조직적합성항원, 즉 인체백혈구항원(HLA)을 판정하는 검사로서, 유전적으로 물려받는 이 항원들은 각 개인마다 고유한 세포의 형태로 나타납니다. 그런데 탈력 발작성 기면증을 앓는 환자의 95퍼센트 이상은 특이한 HLA계(DQB1 0602)에 속

합니다. 참고로 HLA 계열은 인체의 면역 방어 능력에 있어 중요한 역할을 합니다. 하지만 해당 HLA계에 속한다는 사실만으로는 기면증의 원인을 설명하기에 부족합니다. 전체 인구의 20퍼센트 이상이 이와 같은 계열의 HLA를 갖고 있기 때문입니다.

이외에도 다른 유전적 혹은 자가면역적 요인의 복합적인 기제 또한 펩타이드, 히포크레틴 등을 만들어내는 뇌 세포를 손상시켜 기면증을 유발하는 것으로 알려져 있고, 바이러스나 세균 감염, 스트레스 등 환경적인 요인도 그 원인으로 추정되고 있습니다.

기면증은
어떻게 진단할까?

수면 상태를 기록하면 수면의 여러 가지 단계를 분석하고, 잠이 드는 방식도 파악할 수 있습니다. 아울러 수면무호흡증같이 낮 동안 찾아오는 졸음의 원인들도 제거할 수 있습니다.

기면증 진단에는 다중수면잠복기 검사를 실시합니다. 피검자는 낮 동안 조명을 어둡게 하고 네댓 차례 침대에 누워 잠을 청합니다. 이렇게 하면 입면 기간을 측정할 수 있는데, 기면증 환자의 경우 이 시간이 매우 짧고 금세 역설수면에 빠지는 양상을 보입니다. 검사 중 입면기에서 역설수면으로 빠지는 경우가 최소한 두 차례 이상 확인될 경우 기면증으로 진단합니다.

인체백혈구항원의 계열 검사는 혈액을 채취하여 DQB1 0602의 존재 여부를 확인합니다. 비용이 매우 많이 들기 때문에 이 검사는 기면증 진단이 불완전한 경우에만 실시합니다. 만약 검사 결과가 음성으로 나왔다면 기면증이 아닙니다.

기면증으로 의심되는 경우는 뇌척수액의 히포크레틴-1 농도를 검사해볼 수 있습니다. 탈력 발작성 기면증 환자의 경우, 히포크레틴-1 비율이 매우 낮게 나타나기 때문입니다. 다만 탈력 발작이 수반되지 않은 기면증 환자에게서는 히포크레틴-1의 비율 감소가 상대적으로 드물게 나타납니다.

기면증의 전형적인 증상이 나타나지 않는 경우에는 기면증이 특발성 수면과다증, 수면무호흡증, 가면우울증 증후군, 진통제 장기 복용에 따른 졸음, 만성 수면 부족 등 다른 수면 질환과 혼동될 수 있습니다.

기면증도
치료할 수 있을까?

현재로선 치료법이 따로 없기 때문에 각각의 증상에 대한 대증요법으로만 치료하고 있습니다. 낮 시간 동안 졸음을 느껴 잠이 드는 경우는 모다피닐, 메틸페니데이트, 피톨리산트 등의 약물을 기반으로 치료하고, 짧게 자는 낮잠으로 기력 회복이 가능한 경우라면 약간의 낮잠도 권고됩니다. 아울러 올바른 수면 습관도 권장하고 있습니다. 이로써 전체 환자의 70퍼센트가량은 주간 졸음 문제를 해소할 수 있습니다. 탈력 발작 증세에 대한 치료는 벤라팍신, 플루옥세틴 등과 같은 자극성 항우울제를 사용하고, 옥시베이트나트륨 역시 주간 졸음 문제를 개선할 수 있습니다.

어떤 경우에는 진단 결과를 알릴 때 심리적인 지원이 필요하기도 합니다. 기면증이 대인관계에 상당한 여파를 미치는 질환이기 때문입니다. 기면증에 걸린 아이들이나 청소년들은 학업에도 문제가 생길 수 있는데, 적절한 치료와 함께 짧은 낮잠을 잔다면 상황이 차츰 개선될 수 있습니다. 아울러 시험을 볼 때에도 3분의 1 정도 추가 시간을 주면 도움이 될 수 있습니다.

기면증은 업무 능력을 떨어뜨리고 산업 재해를 겪을 수 있는 등 직장 생활에도 영향을 줍니다. 어떤 경우에는 자신의 상황에 맞는 적절한 업무를 요청해야 할 수도 있고, 업무 시간을 조정해야 하는 경우도 많습니다.

자동차 운전은 기면증과 더더욱 상극입니다. 계속해서 졸음을 느끼는 경우라면 자동차 운전을 피해야 하는데, 병이 완치된 경우가 아니라면 사고 위험이 실질적으로 높기 때문입니다.

특발성 수면과다증

특발성 수면과다증은 수면 시간이 길어지는 증상으로, 유병률은 밝혀지지 않았지만 인구 1만 명당 1명 꼴로 발병하는 것으로 추정됩니다. 대개 25세 전에 나타나며 성별에 따른 차이는 없습니다. 아울러 병의 원인 역시 아직 밝혀지지 않았습니다.

특발성 수면과다증의 형태는 2가지입니다. 하나는 기면증과 유사한 형태로, 입면 시간이 짧지만 늘 서파수면을 합니다. 다른 하나는 입면 시간이 긴 편인데, 밤에도 10시간 이상을 자고 낮에도 지속적으로 졸음을 느낍니다. 그리고 이렇게 장시간 잠을 자는데도 개운하지가 않고, 잠에서 쉽게 못 깨거나 계속해서 잠에 취한 모습을 보입니다.

야간 수면 시간이 짧은 특발성 수면과다증의 특징은 주간 졸음이 심해서 의도치 않게 수면을 취하지만 그럼에도 잠을 잔 뒤 개운하지가 않다는 점입니다. 야간 수면 시간은 정상 수준이거나 조금 더 긴 편인데, 10시간을 넘지는 않습니다. 잠에서 깰 때도 대개는 정상적인 소견을 보입니다. 탈력 발작이 있으면 특발성 수면과다증 진단이 내려지지 않습니다.

이 병의 진단은 쉽지 않습니다. 졸음을 유발하는 다른 요인을 배제한 상태에서 수면과다증을 규명해야 하기 때문입니다. 진단을 위해서는 먼저 하룻밤 동안 수면 상태를 기록한 뒤, 낮 동안 여러 차례 잠을 자는 주간 다중수면잠복기 검사를 실시합니다.

수면 상태가 잘 드러나는 다중수면잠복기 검사에서는 대개 8분 미만의 짧은 입면 시간과 함께 긴 역설수면 시간이 확인됩니다. 야간 수면 시간이 긴 특발성 수면과다증 환자의 경우에는 다중수면잠복기 검사를 한 이후 24시간 동안의 생활 패턴이 기록됩니다. 이렇게 하면 10시간 이상의 야간 수면 시간과 1시간 이상의 낮잠 시간을 규명할 수 있습니다.

우리 몸의 움직임을 감지해 평소 수면 시간을 측정해주는 액티그래프로 2주일간 검사를 시행하면 만성적인 수면 부족 증후군을 가려낼 수 있습니다. 수면 기록으로 기면증이나 비정상적인 수면 리듬을 판별할 수 있고, 수면무호흡증과 같이 호흡기 문제나 운동 신경 문제로 수면이 중단되는 경우 역시 가려낼 수 있습니다. 또한 심리 검사를 통해 정신적인 요인에 따른 수면과다증 역시 판별할 수 있습니다. 끝으로 신경방사선 검사를 해보면 뇌손상인 경우 역시 밝혀낼 수 있습니다.

이 병의 치료 역시 기면증처럼 각성제가 기반이 됩니다. 모다피닐은 효과가 좋고 위험성이 적다는 이점이 있어 1차 치료제로 사용되며, 그다음으로 많이 쓰는 것이 메틸페니데이트, 피톨리산트 등입니다. 다만 주간 졸음을 방지하는 이 각성제들은 야간 수면 시간이 긴 특발성 수면과다증 환자의 기상 시 무기력증에 대해서는 별 효력이 없습니다.

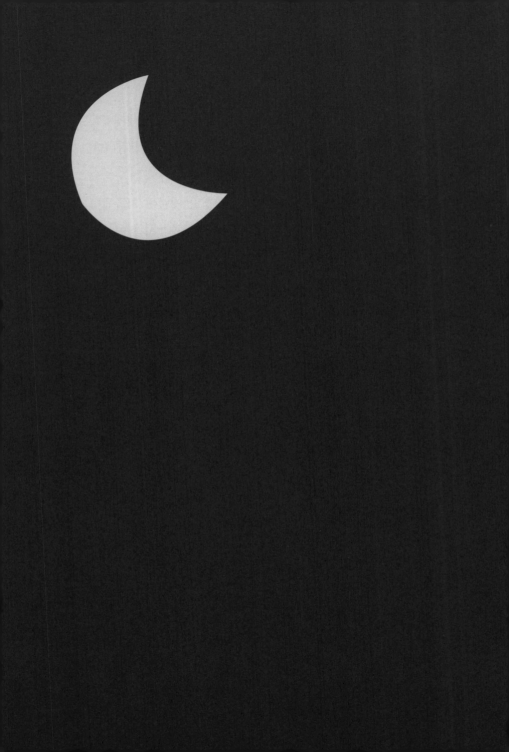

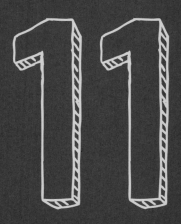

11

다리가 계속 움직여요!
★ 하지불안증후군

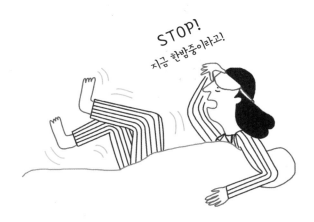

하지불안증후군은 다리가 콕콕 쑤시고 근질근질 따끔따끔 거리는 증상이 밤새 지속되는 질환입니다. 집 안을 이리저리 왔다갔다 서성이는 것밖에 할 수 없는 그야말로 끔찍한 질환이지요. 어떻게 하면 잠잠한 휴식 시간을 되찾을 수 있을까요?

　하지불안증후군은 아직 잘 알려지지 않은 질환으로, 팔다리에 불편한 감각이 느껴지면서 사지가 도통 잠잠해지지 않습니다. 대개 다리 쪽에서 문제가 생기는데, 하지불안증후군이란 명칭도 여기에서 유래합니다. 맨 처음 이 병을 규명한 두 의사의 이름을 따서 윌리스-에크봄Willis-Ekbom병이라고도 불리며 이 병의 80퍼센트에서 주기성 사지운동장애가 나타납니다.

하지불안증후군의
증상과 진단

하지불안증후군에서는 팔다리에 불편한 감각이 느껴지는 증상을 보이는데(감각 이상), 쑤시고 간질거리며 꼬이고 비틀거리거나 따끔거리고 당기는 느낌이 드는 것입니다. 뿐만 아니라 딱히 뭐라 형용할 수 없는 감각이 느껴지기도 하는데, 저녁이나 밤 시간에 쉬고 있는 동안 증상이 발현됐다가 움직이면 잠잠해진다는 특징이 있습니다. 통증이 경미하긴 해도 엄밀히 말하면 통증이라기보다 불편한 감각에 더 가깝습니다. 무언가 거슬리고 신경이 쓰이는 불편한 느낌이 드는 것입니다.

하지불안증후군은 다음 4가지 조건이 충족될 때 진단됩니다.

① 특정 시간대(저녁 및 밤 시간)에 율동성 동작이 나타난다.
② 쉬는 동안 증상이 발현된다.
③ 움직이면 잠잠해진다.
④ 감각 이상을 느낀다.

심하면 엉덩이나 골반 및 두 팔에서도 증상이 나타나는데, 상체에서 느껴지는 감각 이상은 다리와 다른 양상을 보일 수 있습니다. 가령 다리에서 콕콕 쑤시는 느낌이 났다면 팔뚝에서는 근질근

질한 가려움이 느껴지는 식입니다. 게다가 주간에 증상이 나타나는 경우도 있습니다. 하지만 이때에도 낮보다는 야간에 증상이 더욱 두드러지며, 이렇게 저녁때 상태가 더 심해진다는 점이 이 질환의 전형적인 특징입니다.

하지불안증후군이 나타나는 전형적인 상황은 장시간 앉은 자세를 유지하거나 누운 자세를 취했을 때입니다. 몸을 움직여주면 증상이 잦아들지만, 그리 오래가진 않습니다. 몇십 초만 지나도 또다시 불편한 감각이 느껴지기 때문입니다. 따라서 이런 상황에서 잠을 청해야 하는 환자의 고충은 심할 수밖에 없습니다. 심할 땐 냉찜질을 하면 증상을 가라앉히는 데 도움이 됩니다. 욕실로 가 찬물에 다리를 담그거나, 해열 스프레이 또는 크림을 발라주거나, 아이스 팩을 다리에 대주는 방법이 있습니다.

그만큼 하지불안증후군은 환자에게 극심한 고충을 안겨줍니다. 친구들과의 모임에도 맘 편히 못 가고, 음식점도 편하게 이용하기 어렵습니다. 두 다리를 가만두지 못하는 증상 외에도 계속해서 졸음이 쏟아지기 때문입니다. 다리를 수시로 움직여 불편한 감각에서 벗어나려 하다가 밤에 잠을 잘 못 잔 탓입니다.

어떤 환자들은 화상을 입은 듯 극심한 고통이 느껴진다고도 합니다. 이럴 땐 검사를 통해 다른 병이 없는지 알아봄으로써 다른 유발 인자가 있는지 확인해야 합니다. 간혹 하지불안증후군 때문에 복용하는 약의 합병증으로 그 같은 현상이 나타나기도 합니다.

현재 하지불안증후군의 정확한 원인은 규명되지 않은 상태입니다. 뇌 속에 도파민과 철분 성분의 대사 문제가 지적되기도 하지만 이 부분도 아직은 명확히 밝혀지지 않았습니다. 신경이완제 때문에 하지 불안 증상이 심각하게 나타나는 경우도 있는데, 좌불안석증이라고도 불리는 이 병은 대개 높은 강도의 증상을 보이지만 특정 시간대에 율동성 동작이 나타나지는 않습니다. 낮이라고 밤보다 증상이 덜 하지는 않기 때문입니다.

★ 알아두면 좋아요! ☾
하지정맥부전증과의 관계

하지불안증후군은 하지정맥부전증과 혼동될 때가 많습니다. 두 질환 모두 걷고 나면 증상이 가라앉지만, 하지정맥부전증은 누워 휴식을 취하면 증상이 가라앉는다는 점에서 하지불안증후군과 차이가 있습니다. 하지정맥부전증으로 치료를 받는 환자들은 굉장히 많은데, 플라시보 효과에 의한 일시적인 호전 외에는 거의 치료 효과가 없습니다.

다리가 갑자기
번쩍 들려요!

주기성 사지운동장애는 그 이름에서 알 수 있다시피 주기적으로 증상이 발생합니다. 가장 경미한 경우에는 엄지발가락이 움찔한 뒤 이어 다리가 꺾이는 등의 증상을 보입니다. 심하면 무릎과 고관절 부위가 꺾이는 증상이 나타나며, 간혹 두 팔에서 운동 장애가 나타나기도 합니다. 다리에 한 쪽씩 운동 장애가 나타나는 경우도 있고, 동시에 두 다리에서 문제가 발생하거나 두 다리가 페달을 밟는 것처럼 교차로 움직일 때도 있습니다. 정해진 규칙은 없으며 환자나 시간대에 따라 증상이 다르게 나타납니다.

주기성 사지운동장애는 환자가 갑자기 움직임을 거부하려들 때 나타납니다. 다리가 움직이지 못하게 막아보려 했지만 결국엔 망치로 무릎을 쳤을 때 나타나는 반응처럼 반사적으로 다리가 움직이고 마는 것입니다. 수면 중에도 증상이 나타나는데, 대개는 야간 수면 초반 3분의 1 정도에 문제가 생깁니다. 이외에도 서파수면이나 역설수면 상태에서도 증상이 발현될 수 있습니다.

수면다원검사로 수면 상태를 기록해보면 주기성 사지운동장애가 나타나는 경우가 드물지 않습니다. 최소 4회 이상 연달아 나타나는 사지의 움직임이 5초에서 90초 정도의 간격으로 나뉘면서 규칙적인 양상을 보입니다. 이와 같은 주기적인 움직임이 시간당 15회 이상 지나치게 많으면서 자기도 모르는 사이 수시로 잠이 깬다면, 이때는 이 증상을 하나의 병으로 간주하게 됩니다. 중간에 수시로 잠이 깬다는 것은 수면의 질이 크게 저하되고 있다는 징후이기 때문입니다.

일상생활에서 시도할 수 있는 치료법

하지불안증후군과 주기성 사지운동장애의 치료법은 서로 중복되는 편입니다. 즉, 건강한 생활 습관과 식습관을 지켜주는 것입니다.

- 먼저 음주와 흡연을 줄이거나 아예 **끊도록 합니다.**
  아황산염이 많이 함유된 일부 포도주는 간혹 하지불안증후군을 유발하는 것으로 알려져 있습니다. 커피나 차 같은 자극적인 음식도 피하는 게 좋습니다.
- 저녁 시간의 과한 운동은 자제해야 하지만, 낮 동안의 규칙적인 신체 활동은 유익합니다.
- 저녁 식사는 되도록 가볍게 하는 편이 좋습니다.
- 규칙적인 기상-수면 패턴을 유지해야 합니다.

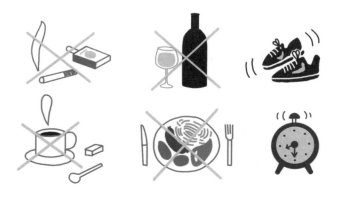

철분이
부족한 건 아닐까?

체내 철분 양이 충분하지 않으면 하지불안증후군 증상이 두드러 질 수 있습니다. 체내 철분 양은 혈중 저장철ferritin 수치로 측정하 지만 이 수치는 사실 하나의 지표에 불과합니다. 중요한 건 뇌의 철분 수치인데, 뇌 척수액의 저장철 함량을 측정하는 검사는 부작 용의 우려가 있어 실제로 많이 행하지는 않습니다.

혈중 저장철 수치가 50ng/ml 미만이라면 뇌의 저장철 수치 또 한 부족할 가능성이 높습니다. 따라서 몇 달간 철분을 섭취해주면 하지불안증후군의 증상이 눈에 띄게 줄어듭니다. 철은 소화관을 통해 소화 흡수가 잘 되지 않아 수개월 동안 장기적으로 섭취해 야 합니다. 또한 철은 복부통증과 변비를 유발할 수 있고, 변을 검 게 만들기도 합니다.

도파민이
부족한 건 아닐까?

다른 관련 질환이 없고 철분 부족 상태가 아니라면 보건 위생과 식이 조절만으로는 부족하므로 다른 방법이 필요합니다.

우선 첫 번째로 생각해볼 수 있는 치료 방법은 단백질을 이루는 아미노산의 함량을 크게 높이는 것입니다. 즉, 아미노산 강화제인 L-타이로신을 사용하는 것이지요. 타이로신은 도파민으로 전환할 수 있는 원료로, 우리의 뇌는 이를 이용하여 도파민을 만듭니다. 타이로신은 제한적인 역할을 하는 뇌 효소에 의해 변형될 수 있다는 장점이 있으며, 타이로신이 많을수록 뉴런이 과열 상태로 치닫는 걸 방지할 수 있습니다.

　타이로신은 저녁 식전이나 취침 전에 복용하며 1일 최소 복용량은 1.6그램입니다. 공복에 복용해야 하므로 식사 30분 전이 좋습니다. 음식물 섭취가 이뤄지면 소화관에 의한 흡수 경쟁 현상이 일어나므로 다른 아미노산의 존재가 혈중 타이로신을 부족하게 만들 수 있습니다. 자기 전에 복용할 때는 저녁 식사로부터 충분한 시간 간격을 둬야 손실분을 줄일 수 있습니다.

약용식물 활용과
약물 요법

약용식물의 효능을 믿는 사람들은 발레리안이라는 허브를 권장하는데, 섭취량도 하루 1-2그램 정도로 높은 편입니다. 문제는 맛과 향이 썩 좋지 않을 뿐만 아니라 다른 약초들처럼 제대로 된 폭넓은 연구로 그 효능이 검증되지 않았다는 점입니다. 일부 환자들은 침술에 나름대로 만족감을 느낍니다. 하지만 이러한 소극적인 치료법으로는 충분하지 않을 때가 많아서 결국 약의 힘을 빌리게 됩니다.

화학적인 약물 요법은 항간질제, 간질 보조제 등 원래부터 뇌전증 치료에 이용되어온 성분을 사용하지만 이러한 성분들은 하지불안증후군 외에 통증이나 불안증 등에도 효능을 보입니다. 프레가발린, 가바펜틴 등이 이에 해당합니다. 잠재적인 부작용이 상당히 많은 것으로 알려진 약제들이지만 외려 실제로 사용했을 때의 부작용은 없는 것으로 나타나고 있습니다.

이러한 약제들에도 효과가 없을 때에는 로피니롤 성분과 프라미펙솔 성분 등 도파민 작용제를 씁니다. 이들 성분은 눈에 띄게 증상을 완화시켜주지만, 안타깝게도 시간이 갈수록 효과가 줄어 투여량을 점점 높여줘야 합니다. 그러다 보면 더 이상 약효가 없어 이전 상태로 되돌아갈 수도 있습니다. 또한 단순한 불편함이나 가벼운 통증에서 원인을 알 수 없는 다소 심한 작열감까지 다양한 감각 이상이 나타날 수 있습니다. 게다가 구토나 졸음 같은 부작용도 있으며, 수면 발작(무의식적 입면)이나 과다 성욕, 충동구매, 게임 중독, 공격성 같은 행동 장애가 나타나기도 합니다. 이런 경우 즉시 치료를 중단하고 가급적 빨리 의사와 상담을 해야 합니다.

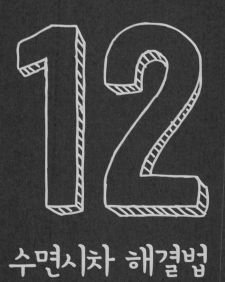

12

수면시차 해결법

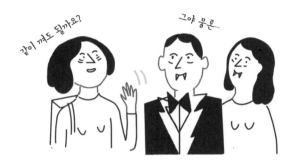

철야 작업, 시차가 많이 나는 곳으로의 여행, 계절에 따른 시간대의 변화 등 수면시차가 발생하는 경우가 많습니다. 하지만 우리 몸은 이러한 상황에 적응하는 데 뛰어난 능력을 갖고 있습니다. 다만 장기적인 시차 적응에는 한계가 있습니다. 당장은 별문제 없는 수면시차로 보이더라도 장기적으로 반복되면 소리 소문 없이 질병으로 발전할 수도 있지요.

밤에 일하는데
낮 동안 잠이 오지 않아요

인간은 주행성 동물입니다. 밤에 일하는 것은 인간의 본성에 거스르는 행동이며, 어떻게 하든 늘 수면 부채가 생기게 마련입니다. 어느 정도 피로감을 줄여볼 수야 있겠지만, 그럼에도 이렇게 밤에 주로 활동할 경우 여성에게서는 유방암 발병 위험이, 그리고 모든 사람에게서 소화기계 암 발병 위험이 높아집니다. 사실 수면 부채가 남아 있기 때문에 멜라토닌도 결핍 상태인 셈인데, 항산화작용을 하는 멜라토닌은 항암 작용도 해주므로 매일 밤 우리의 DNA가 보다 쉽게 정비될 수 있도록 도와줍니다.

야간작업이 허용되는 사람들은 저녁형 인간, 특히 수면 시간이 짧은 사람들입니다. 만일 내가 아침형 인간에다 수면 시간도 긴 타입이라면 가능한 한 야간작업은 피하는 게 좋습니다. 설령 어쩔 수 없이 야간작업을 하더라도 가능한 한 짧게 지속해야 합니다.

회사나 기관에서 근무하는 촉탁의에 따르면 야간작업을 시행한 후 5년 무렵부터 부작용이 나타난다고 합니다. 업무 중 재해나 자동차 사고, 직무 상 실수나 오류, 결근, 수면 장애 및 각성 장애, 불안증, 스트레스, 우울증, 궤양, 심혈관 질환, 면역계 질환 등의 문제가 발생하는 것입니다.

주의할 점

만약 모든 게 별문제 없이 순조롭다면 굳이 생활 패턴을 바꿀 필요는 없습니다. 아침에 잠이 잘 오지 않는다면, 낮에 일하는 사람들이 하는 것과 마찬가지로 일이 끝나고 침대에 눕기까지의 시간 간격을 미리 가늠해보면 됩니다. 밤새 작업을 하고 난 후 굳이 아침 6시에 잠을 자려 애쓸 필요는 없습니다. 7시가 되면 온 집안이 들썩거리며 잠이 깰 수도 있으니까요. 그러니 아침에 조용히 개를 데리고 산책을 갔다가 가족들이 깰 시간에 돌아와도 좋고, 가족들이 아침을 먹는 시간에 본인은 저녁을 먹어도 괜찮습니다. 이후 조금 더 빈둥거리며 시간을 보내다가 침대에 가서 잠을 자는 것입니다.

멜라토닌이나 발레리안, 금영화 등을 이용해 좀 더 쉽게 잠을 청하는 것도 한 방법입니다. 잠에서 깨고 나면 낮 동안 할 일을 하고, 본격적으로 업무를 시작하기 전에 1시간가량 낮잠을 자도 됩니다. 그리고 업무상 잠깐씩 쉴 수 있고 2인 1조로 작업할 경우 파트너에게 깨워달라고 부탁하고 5-20분 사이로 쪽잠을 자도 좋습니다. 그리고 환한 빛에 꽤 오랜 시간 동안 노출되도록 해야 합니다. 이렇게 하면 아마 기운이 좀 생길 것입니다.

여행에 따른 시차가
발생했어요

출장을 많이 다니는 건 여행과는 다릅니다. 시차가 계속해서 발생하면 결국 몸이 축나고, 게다가 시간의 흐름에 딱 맞추어 생활하는 아침형 인간이라면 시차 적응이 더 어려울 수밖에 없습니다. 따라서 시차가 많이 발생하는 지역으로의 장거리 항공 이동은 시차 적응에 따른 일련의 증후군을 유발하는 원인이 됩니다. '제트래그$^{jet\ lag}$'라는 시차 증후군이 발생하는 것이지요.

이럴 때는 억지로 잠을 청하기보다 깨어 있는 편이 더 수월하기 때문에 동쪽으로 여행을 하는 것보다 서쪽으로 여행하는 편이 시차 적응에 더 수월합니다. 시차증후군은 시차가 3시간이 될 때부터 나타나기 시작하고, 6시간이 되면 좀 더 두드러지며 9시간 이상부터는 굉장히 힘들어집니다. 참고로 우리 몸이 새로운 시간대에 적응하기까지는 평균 2-3주의 시간이 걸립니다.

장거리 항공 여행을 많이 다니는 편이 아니기 때문에 시차 적응 방식도 저마다 다르게 나타납니다. 통상 아침형 인간에 잠이 많은 타입보다는 저녁형 인간에 잠이 적은 타입이 더 수월하게 비행기를 탈 수 있습니다.

시차 증후군의 징후는 서쪽으로 여행을 했을 때 너무 일찍 잠이 깬다든가, 동쪽으로 여행했을 때 잘 잠들지 못하고 중간에 여러 번 깨는 것으로 나타납니다. 낮 동안에도 졸음이 쏟아지며 피로감도 느껴지고 시도 때도 없이 잠에 빠져듭니다. 복통, 설사, 변비, 구토 등 소화계의 문제도 나타날뿐더러 두통이나 현기증이 동반되기도 합니다.

장거리 비행 시 주의사항

사실 우리의 시간을 조절하는 데에 실질적인 도움이 되는 것은 빛밖에 없습니다.

6시간 시차가 나는 서쪽으로 여행할 경우, 비행기에 탑승한 순간부터 시계를 도착지 시간으로 맞추고 식사를 든든히 해 13-14시간 동안 수월하게 낮잠을 자둡니다. 현지에 도착한 뒤에는 최소한 밤 9시까지는 깨어 있도록 노력합니다. 자겠다고 수면제를 먹을 필요는 없으며, 다음 날 활동을 많이 해 신체 피로도를 높이고 점심 식사 후에 잠깐 낮잠을 자되 낮 시간 동안 최대한 많이 햇빛에 노출되는 편이 좋습니다.

동쪽으로 여행할 때에도 비행기에 탑승하는 순간 도착지 시간으로 시계를 조정합니다. 이때는 야간 비행이 되므로 의사의 동의하에 멜라토닌 한 알을 먹고, 가능하면 발레리안과 금영화도 같이 먹도록 합니다. 그리고 승무원에게 잠을 깨우지 않도록 부탁하고, 가능하면 현지 시간으로 6-7시까지 자주는 게 좋습니다. 다음 날 많이 움직여서 신체 피로도를 높이고 햇볕을 많이 쬐는 게 도움이 되고, 며칠간은 멜라토닌을 섭취하도록 합니다. 보통 시차 한 시간당 하루 꼴로 멜라토닌을 섭취합니다. 아울러 기내에서의 음주도 자제해야 합니다.

모든 게 다 잠 때문이었다

사실 한평생 잠이라는 것에 대해 별 고민을 해본 적이 없었다. 어릴 때부터 등만 붙이면 바로 잠드는 습관이 있었고, 잠잘 때 거의 미동조차 없는 데다가 누가 업어 가도 모를 만큼 깊은 잠에 빠지는 타입이기 때문이다. 그래서 꿈을 꾼 기억도 1년에 서너 번 남짓하고, 악몽을 꾸다가 잠에서 깬 적은 한 번도 없었으며, 누군가 가위에 눌렸다고 하면 나도 한 번쯤 그런 신기한 체험을 해보고 싶다는 부러움(?)까지 들 정도였다. 쉽게 말해 나는 눈만 붙이면 자는 사람이었고, 때와 장소를 가리지 않은 채 언제 어디서든 잘 잔다고 자부하는 인간이었다.

그런데 이 책은 그런 내 자신감에 스크래치를 입혔다. 사실 잠과 관련해서 내가 가진 '소소한' 불만이라면 잠이 너무 많다는 것, 그리고 아침에 일어날 때 기분이 저조하고 쉽게 눈이 떠지지 않는다는 것이었다. 그래서 내가 일어나길 희망하는 시간에 자명종을 맞춰놓고는 무의식적으로 이를 끄고 다시 자다가 늦잠을 자는 경우도 많았다. 하지만 이 책의 내용을 바탕으로 내 수면 패턴을 살펴보니 나는 결코 '수면 모범생'이 아니었다.

일단 시도 때도 없이 눈만 붙이면 잠을 자고, 버스든 지하철이든 자리만 났다 하면 앉자마자 숙면에 빠져드는 나는 과다 수면일 소지가 있었다. 물론 수면 부족으로 인한 수면 부채일 가능성도 없지 않은데, 잠을 모자라게 잔다는 건 그만큼 나의 기력이 충분히 회복될 가능성이 적은 것이고, 이는 곧 나의 업무 역량 저하로 이어진다. 생각해보니 아침에 일어날 때 힘이 든 것도, 낮 시간에 중간 중간 졸음이 쏟아지던 것도 모두 야간 수면 시간이 제대로 잘 지켜지지 않은 탓이었다. 때문에 만성 피로와 만성 변비에 시달렸음은 물론 여러 가지 대사 장애까지 생겼다. 나 역시 '수면 장애'가 있었던 것이다.

이에 책에서 나온 해법들을 하나하나 실천해보았다. 먼저 정해진 시간대에 반드시 잠을 자고 평균 8시간 수면 시간을 지키려고 노력했으며, 잠들기 전 30분쯤 전부터 방 안 조명을 하나씩 꺼나가며 어두운 분위기를 조성하여 멜라토닌 분비를 자극했다. 특히 휴대폰 화면과 컴퓨터 화면은 시간 설정을 하여 청색광을 차단하고, 잠들기 전 습관적으로 보던 휴대폰은 특별한 용무가 있지 않은 한 쳐다보지도 않았다.

그 결과, 아침 기상 시간이 좀 더 정확해졌으며, 낮 동안 졸음이 줄었고, 밤에 잠자리에 누우면 무조건 5분 안에 잠이 들었다. 그리고 그렇게 3주간의 노력 후 수면-기상 시간대가 뚜렷이 자리 잡았다. 다만 여기까지의 노력으로는 소화 장애나 대사 장애까지 해결할 수는 없었는데, 잠자는 시간대를 밤 12시-2시에서 밤 10시-12시로 앞당기고 나니 매일 아침 잠에서 깬 뒤 얼마 후면 자연스레 화장실로 달려간다. 유산균의 효능이 떨어진다고 뭐라 할 게 아니었다. 모든 게 다 잠 때문이었다. 지병이었던 갑상선 항진증의 원인도 불규칙한 수면 습관과 저조했던 수면의 질이 제1 원인이 아니었을까 싶다.

아마존 프랑스의 어느 독자평 내용처럼 "이 책에 기적의 수면법이 실려 있지는 않다." 하지만 잠을 푹 잘 수 있게 해주는 요인과 숙면을 방해하는 요인에 대한 설명은 다 들어 있다. 따라서 숙면을 취하기 위해 "내가 할 수 있는 것과 하지 말아야 할 것"을 분명히 알려주고, "언제 의사를 찾아가 상담할 것인지"를 정확히 짚어준다. 현직 의사들이 쓴 만큼 전문적이고 학술적인 내용이 없지는 않지만, 이를 이해하기 쉽게 전달하기 위해서 유쾌한 삽화를 곁들였다. 따라서 챕터 내용을 살펴본 후, 자신에게 해당되는 내용과 관심 있는 내용을 중심으로 골라 읽으면 전문적인 내용에 따른 피로도를 덜어내면서도 유익한 독서가 될 것이다.

수면 패턴이 완전히 자리 잡기까지는 3주 정도의 시간이 소요된다고 하니 잘못된 수면 위생을 바로잡으려면 꽤 오랜 시간 꾸준한 노력이 필요하다. 몸과 마음의 병이란 건 하루아침에 낫는 게 아니다. 이 책에 나온 수면 건강법을 장기적으로 실천함으로써 독자들도 나처럼 좀 더 '과학적으로 똑똑하게' 잠을 잘 수 있게 되었으면 좋겠다.

배영란

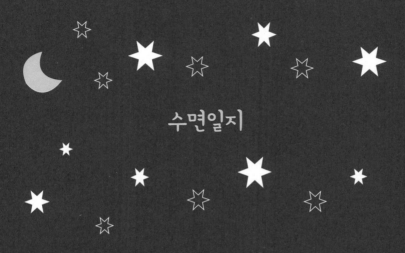

수면일지

수면일지 작성법

수면일지는 하루에 두 번 작성합니다.
아침에 잠에서 깼을 때 간밤에 어떻게 잠을 잤는지 기술하고
저녁에 잠들기 전에는 낮 동안의 상태가 어땠는지 기록하는 것입니다.

아침

날짜를 기록합니다. (ex: 6월 5-6일 밤, 6월 6-7일 밤 등)

❶ **침대에 누운 시각을 아래쪽 화살표로 표시합니다.**

책을 읽거나 TV를 보기 위해 침대에 누웠더라도 해당 시간을 표시합니다.

❷ **잠에서 완전히 깬 시간을 위쪽 화살표로 표시합니다.**

야간 수면 중 중간에 일어난 적이 있으면 이 시간 또한 위쪽 화살표로 표시

해둡니다.

❸ **잠들어 있던 시간을 빗금으로 표시합니다.**

한밤중에 잠이 깨서 이때의 각성 상태가 불편했을 경우, 빗금이 쳐진 칸 가

운데 잠이 깬 시간만큼을 지웁니다. 이렇게 하는 이유는 정확히 몇 시부터

몇 시까지 깼었는지 확실하게 기억하기 위함이 아니라 잠이 깨어 있던 시간

을 대략 표시하기 위해서입니다.

❹ **야간 수면의 질과 함께 낮 동안의 피로도 등을 오른쪽 열에 표시합니다.**

매우 좋음, 좋음, 보통, 나쁨, 매우 나쁨 등으로 분류합니다.

❺ **먹는 약이나 수면 방해 요소를 기록합니다.**

수면을 방해하는 요소는 저녁 때 운동, 두통, 발열 등과 같이 적을 수 있습니다.

저녁

아침 기록에 이어 다시 그날의 수면일지를 씁니다.

❶ 낮잠을 잤는지 기록합니다.

야간 수면을 기록할 때와 마찬가지로 잠이 들어 있던 시간은 빗금을 이용해

표시합니다. 필요한 경우, 졸음이 왔던 순간을 해당하는 시간만큼 'S'로 표

기합니다.

❷ 끝으로 낮 시간 동안의 몸 상태가 어땠었는지 기록합니다.

이와 같은 수면일지는 최소 3주간 작성해야 하며,
업무 기간 및 휴가 기간 동안의 수면 기록 모두를 작성해둘 수 있다면
자신의 수면 패턴에 대해 훨씬 더 많은 정보를 얻을 수 있습니다.

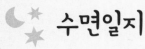

수면일지

날짜	시간
	19 20 21 22 23 00 01 02 03 04 05 06 07 08 09 10 11 12 13 14 15 16 17
예: 2월 25 - 26일 밤	

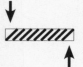 침대에 누운 시간

낮잠 혹은 밤잠을 잔 시간

일어난 시간

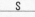 낮 동안 졸음이 쏟아진 시간

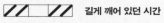 길게 깨어 있던 시간

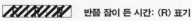 반쯤 잠이 든 시간: (R) 표기

| 수면의 질 | 평가
매우 좋음 · 좋음 · 보통 · 나쁨 · 매우 나쁨 | | 기타 특이사항 및 개선할 점 |
	기상 시의 상태 쉽게 잠에서 깰 수 있었는지, 일어난 후 개운했는지 여부	낮 동안의 피로도	

수면일지 견본: 모르페우스 네트워크 Réseau Morphée 제공

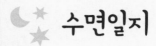

수면일지

날짜	시간																					
	19	20	21	22	23	00	01	02	03	04	05	06	07	08	09	10	11	12	13	14	15	16
예: 2월 25 – 26일 밤																						

↓   침대에 누운 시간 | S | 낮 동안 졸음이 쏟아진 시간

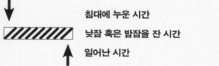   낮잠 혹은 밤잠을 잔 시간   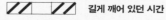   길게 깨어 있던 시간

↑   일어난 시간   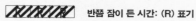   반쯤 잠이 든 시간: (R) 표기

평가 매우 좋음 · 좋음 · 보통 · 나쁨 · 매우 나쁨			
수면의 질	**기상 시의 상태** 쉽게 잠에서 깰 수 있었는지, 일어난 후 개운했는지 여부	**낮 동안의 피로도**	**기타 특이사항 및 개선할 점**

수면일지 견본: 모르페우스 네트워크 Réseau Morphée 제공

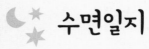 수면일지

날짜	시간																						
	19	20	21	22	23	00	01	02	03	04	05	06	07	08	09	10	11	12	13	14	15	16
예: 2월 25 - 26일 밤																						

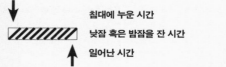

↓ 침대에 누운 시간

/////// 낮잠 혹은 밤잠을 잔 시간

↑ 일어난 시간

| S | 낮 동안 졸음이 쏟아진 시간

// // 길게 깨어 있던 시간

RRRRRR 반쯤 잠이 든 시간: (R) 표기

평가 매우 좋음 · 좋음 · 보통 · 나쁨 · 매우 나쁨			
수면의 질	기상 시의 상태 쉽게 잠에서 깰 수 있었는지, 일어난 후 개운했는지 여부	낮 동안의 피로도	기타 특이사항 및 개선할 점

수면일지 견본: 모르페우스 네트워크 Réseau Morphée 제공

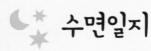

수면일지

날짜	시간
	19 20 21 22 23 00 01 02 03 04 05 06 07 08 09 10 11 12 13 14 15 16
예: 2월 25 – 26일 밤	

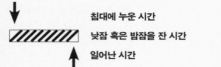

↓ 침대에 누운 시간

//////// 낮잠 혹은 밤잠을 잔 시간

↑ 일어난 시간

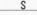

S 낮 동안 졸음이 쏟아진 시간

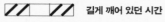

// // 길게 깨어 있던 시간

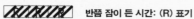

R/R/R/R/ 반쯤 잠이 든 시간: (R) 표기

수면의 질	평가 매우 좋음 · 좋음 · 보통 · 나쁨 · 매우 나쁨		기타 특이사항 및 개선할 점
	기상 시의 상태 쉽게 잠에서 깰 수 있었는지, 일어난 후 개운했는지 여부	낮 동안의 피로도	

수면일지 견본: 모르페우스 네트워크 Réseau Morphée 제공

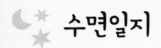
수면일지

날짜	시간
예: 2월 25-26일 밤	19 20 21 22 23 00 01 02 03 04 05 06 07 08 09 10 11 12 13 14 15 16 1

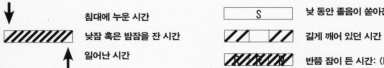

↓ 침대에 누운 시간	[S] 낮 동안 졸음이 쏟아진 시간
/////// 낮잠 혹은 밤잠을 잔 시간	// // 길게 깨어 있던 시간
↑ 일어난 시간	/R//R//R/ 반쯤 잠이 든 시간: (R) 표기

평가 매우 좋음 · 좋음 · 보통 · 나쁨 · 매우 나쁨			
수면의 질	기상 시의 상태 쉽게 잠에서 깰 수 있었는지, 일어난 후 개운했는지 여부	낮 동안의 피로도	기타 특이사항 및 개선할 점

수면일지 견본: 모르페우스 네트워크 Réseau Morphée 제공

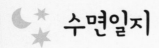
수면일지

날짜	시간																						
	19	20	21	22	23	00	01	02	03	04	05	06	07	08	09	10	11	12	13	14	15	16	
예: 2월 25 – 26일 밤																							

 침대에 누운 시간

낮잠 혹은 밤잠을 잔 시간

일어난 시간

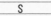 S   낮 동안 졸음이 쏟아진 시간

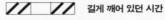 길게 깨어 있던 시간

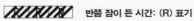 반쯤 잠이 든 시간: (R) 표기

평가 매우 좋음 · 좋음 · 보통 · 나쁨 · 매우 나쁨			
수면의 질	기상 시의 상태 쉽게 잠에서 깰 수 있었는지, 일어난 후 개운했는지 여부	낮 동안의 피로도	기타 특이사항 및 개선할 점

수면일지 견본: 모르페우스 네트워크 Réseau Morphée 제공

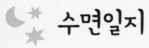

수면일지

날짜	시간																				
	19 20 21 22 23 00 01 02 03 04 05 06 07 08 09 10 11 12 13 14 15 16																				
예: 2월 25 – 26일 밤																					

↓   침대에 누운 시간 | S | 낮 동안 졸음이 쏟아진 시간

//////   낮잠 혹은 밤잠을 잔 시간   /// | ///   길게 깨어 있던 시간

↑   일어난 시간   /////////   반쯤 잠이 든 시간: (R) 표기

	평가 매우 좋음 · 좋음 · 보통 · 나쁨 · 매우 나쁨		
수면의 질	기상 시의 상태 쉽게 잠에서 깰 수 있었는지, 일어난 후 개운했는지 여부	낮 동안의 피로도	기타 특이사항 및 개선할 점

수면일지 견본: 모르페우스 네트워크 Réseau Morphée 제공

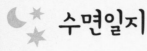

수면일지

날짜	시간																						
	19	20	21	22	23	00	01	02	03	04	05	06	07	08	09	10	11	12	13	14	15	16	1
예: 2월 25 – 26일 밤																							

↓	침대에 누운 시간	 S	낮 동안 졸음이 쏟아진 시간
	낮잠 혹은 밤잠을 잔 시간	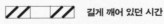	길게 깨어 있던 시간
↑	일어난 시간	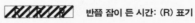	반쯤 잠이 든 시간: (R) 표기

평가 매우 좋음 · 좋음 · 보통 · 나쁨 · 매우 나쁨			
수면의 질	기상 시의 상태 쉽게 잠에서 깰 수 있었는지, 일어난 후 개운했는지 여부	낮 동안의 피로도	기타 특이사항 및 개선할 점

수면일지 견본: 모르페우스 네트워크 Réseau Morphée 제공

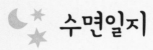

수면일지

날짜	시간
예: 2월 25 – 26일 밤	19 20 21 22 23 00 01 02 03 04 05 06 07 08 09 10 11 12 13 14 15 16

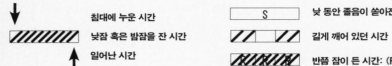

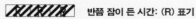

↓ 침대에 누운 시간

/////// 낮잠 혹은 밤잠을 잔 시간

↑ 일어난 시간

S 낮 동안 졸음이 쏟아진 시간

// // 길게 깨어 있던 시간

R R R R 반쯤 잠이 든 시간: (R) 표기

평가 매우 좋음 · 좋음 · 보통 · 나쁨 · 매우 나쁨			
수면의 질	기상 시의 상태 쉽게 잠에서 깰 수 있었는지, 일어난 후 개운했는지 여부	낮 동안의 피로도	기타 특이사항 및 개선할 점

수면일지 견본: 모르페우스 네트워크 Réseau Morphée 제공

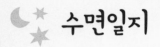 수면일지

날짜	시간
예: 2월 25 - 26일 밤	19 20 21 22 23 00 01 02 03 04 05 06 07 08 09 10 11 12 13 14 15 16

↓ 침대에 누운 시간

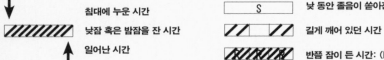 낮잠 혹은 밤잠을 잔 시간

↑ 일어난 시간

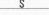 S 낮 동안 졸음이 쏟아진 시간

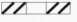 길게 깨어 있던 시간

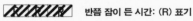 반쯤 잠이 든 시간: (R) 표기

평가 매우 좋음 · 좋음 · 보통 · 나쁨 · 매우 나쁨			
수면의 질	기상 시의 상태 쉽게 잠에서 깰 수 있었는지, 일어난 후 개운했는지 여부	낮 동안의 피로도	기타 특이사항 및 개선할 점

수면일지 견본: 모르페우스 네트워크 Réseau Morphée 제공

잠깐이라도 푹 자고 싶어요

초판 1쇄 인쇄 2019년 3월 22일 초판 1쇄 발행 2019년 4월 3일

지은이 파트릭 르무안 외
옮긴이 배영란
펴낸이 연준혁

출판 2본부 이사 이진영
출판 6분사 분사장 정낙정
책임편집 박지숙

펴낸곳 (주)위즈덤하우스 미디어그룹 출판등록 2000년 5월 23일 제13-1071호
주소 경기도 고양시 일산동구 정발산로 43-20 센트럴프라자 6층
전화 031)936-4000 팩스 031)903-3893 홈페이지 www.wisdomhouse.co.kr

값 14,000원 ISBN 979-11-89938-58-1 13510

이 도서의 국립중앙도서관 출판예정도서목록(CIP)은 서지정보유통지원시스템 홈페이지(http://seoji.nl.go.kr)와
국가자료종합목록시스템(http://www.nl.go.kr/kolisnet)에서 이용하실 수 있습니다. (CIP제어번호 : CIP2019010470)